MUNDO GAY

EPOCA 2   AÑO 1   ENERO 2021

EDUCACIÓN SEXUAL LGBTTIQ+
UNA DEUDA SOCIAL

CINE LGBT
PELICULAS PARA NOSOTROS

¿PIENSAS EN TU FUTURO?

HOMOSEXUALIDAD UN CAMINO DE TRASCENDENCIA

¡Feliz Año Nuevo!

EDITORIAL

Estuve Casado 20 años y puedo decir que hasta el momento he vivido lo suficiente para ver muchos cambios en tan poco tiempo en cuestión de Derechos LGBT. No me considero un historiador, pero sí un testigo de los cambios que ha habido en la sociedad y la lucha que en los años recientes ha logrado avances importantes.

Estos avances incluyen que se puedan publicar, Libros, Revistas como esta. Además de que se ha logrado que se abran espacios que antes era impensable que hubiera presencia LGBT de forma objetiva en TV y en Series y Películas, que nos hagan sentir identificados y que nos ayuden a conocer un poco más de nosotros mismos, romper tabúes y en general conocer más de la vida LGBT, sin estereotipos, sin agresiones, de manera objetiva y buscando ver las cosas como son, o mínimo exponer diferentes puntos de vista para que cada quién se forme su opinión al respecto.

Hemos dado muchos pasos hacia adelante y es una razón más para no retroceder. En nuestro camino personal, Revista Mundo Gay siempre ha buscado estar cerca de nuestros lectores, en Redes Sociales, ya que fuimos de los pioneros en tener contacto directo con nuestros lectores a través de Facebook, Twitter, etc.

Te damos gracias por seguirnos acompañando en esta travesía por la vida, donde no sabemos a qué nuevos horizontes nos llevará ni qué nuevas aventuras viviremos.

Esta es una Revista que para muchos ha sido un refugio, donde todo el tiempo estamos rodeados de información, programas, libros, revistas y películas dirigidas a Heterosexuales que nos hacen a un lado, dando por sentado que no hay otras opciones.

Revista Mundo Gay es una producción hecha por Hombres Gays para Hombres Gays. Donde sabemos lo que nos gusta, lo que nos disgusta y buscamos estar siempre en contacto con la comunidad para seguir ofreciendo las cosas que te interesan, porque en este mundo tan cambiante las cosas evolucionan, se transforman y avanzan a veces demasiado rápido. Pero buscamos brindarte calidad.

¡VIVA LA DIVERSIDAD!
KYEV GALVÁN CRUZ

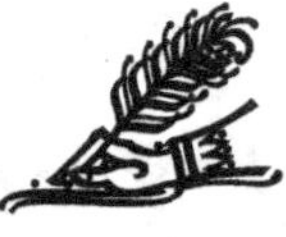

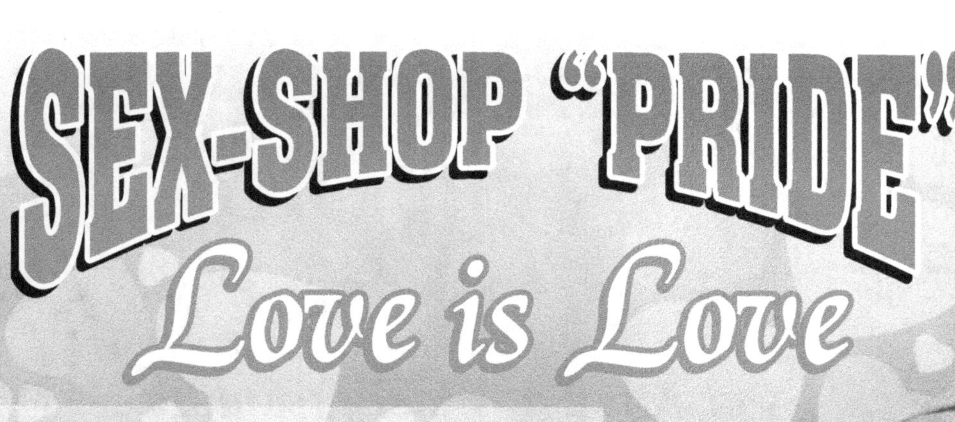

✓ Dildos
✓ Lencería
✓ Disfraces
✓ Condones
✓ Lubricantes
✓ Juegos Eróticos

POR CONTINGENCIA
SÓLO SERVICIO
A DOMICILIO

CALZADA IGNACIO ZARAGOZA No. 1102
COL AGRÍCOLA PANTITLÁN, CDMX

55 6234 3842
55 1651 2935

MUNDO Gay

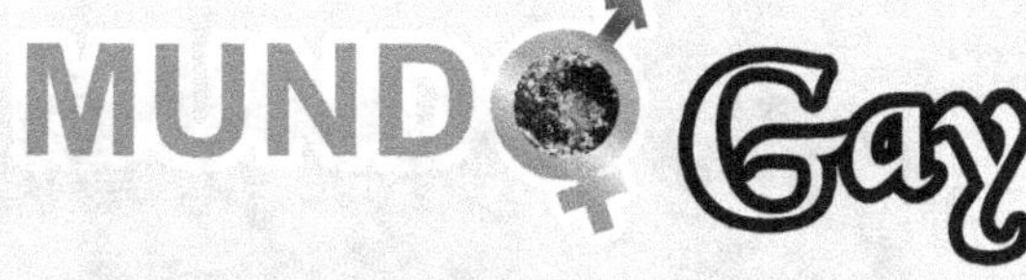

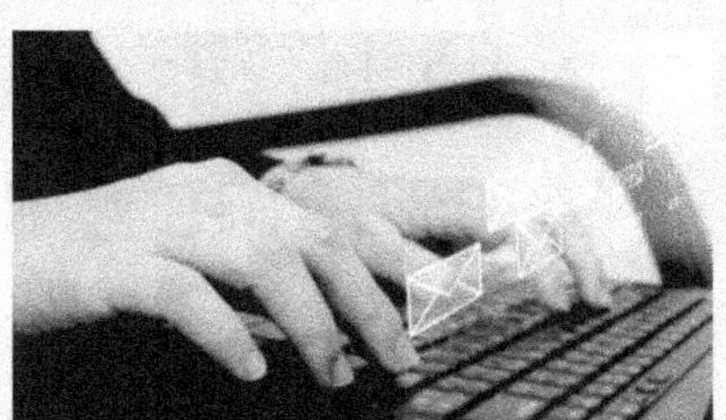

DISEÑO GRÁFICO:
Irak Kyev Galvan Cruz

HORÓSCOPOS:
Genio Jal-Addin

CULTURA:
Roger Rocker

NOTI-GAY:
Javier González

CONTACTO
mundogay.revista@gmail.com

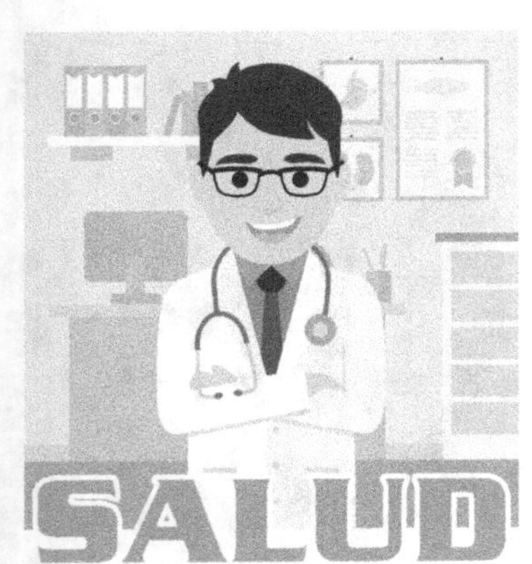

HOMOSEXUALIDAD, UN CAMINO DE TRANSCENDENCIA

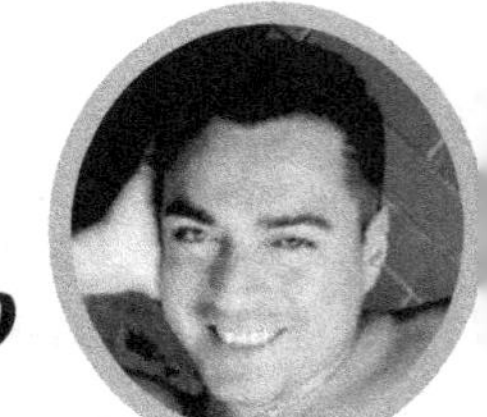

Por Miguel Angel Jaramillo

A lo largo de la historia de la humanidad, desde tiempos muy remotos la "Homosexualidad" ha existido en hombres, mujeres e incluso en especies inferiores a la del Ser Humano como son los animales. En el artículo de este mes hablaremos **¿Para qué los homosexuales elegimos una sexualidad diferente a la establecida?**

Es importante reiterar que aún sigue habiendo muchos tabúes y culpa acerca de la homosexualidad a pesar de que ésta siempre ha existido, para muchos seres humanos el simple hecho de hablar de este tipo de temas es algo qué va en contra de las leyes humanas, específicamente en la cuestión moral, desde el aspecto religioso la homosexualidad es antinatural, aunque dentro de la iglesia hay sacerdotes homosexuales qué eligen esta vocación para ocultar precisamente su homosexualidad. Dentro de la especie animal por ejemplo un delfín

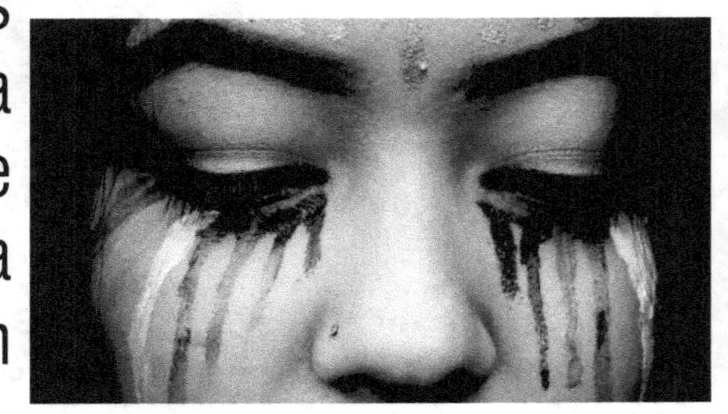

elige unirse a otro delfín sexualmente hablando para qué haya una mayor unión y fortaleza viéndose desde un aspecto mucho más natural qué en la especie humana.

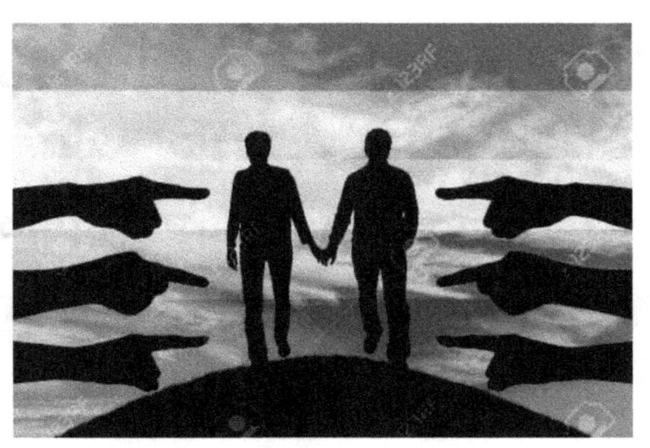

¿Por qué piensas qué la homosexualidad ha sido tan condenada incluso por la misma comunidad LGBTTTIQ?

Todo empieza desde el desconocimiento de quienes somos, los seres humanos estamos tan enajenados de quienes somos a tal grado que creemos fielmente en todas las creencias inculcadas que provienen de otros seres humanos incluida nuestra familia; es importante darnos cuenta cómo nos hacen sentir este tipo de creencias y qué tanto nos están sirviendo para nuestra evolución. Hace 3 años me fui a un retiro de silencio por 10 días donde practicamos la meditación Vipassana donde pude trabajar muy profundamente con mi subconsciente y gracias a esto se me reveló la culpabilidad que sentía por ser homosexual, por muchos aprendizajes adquiridos de la misma iglesia.

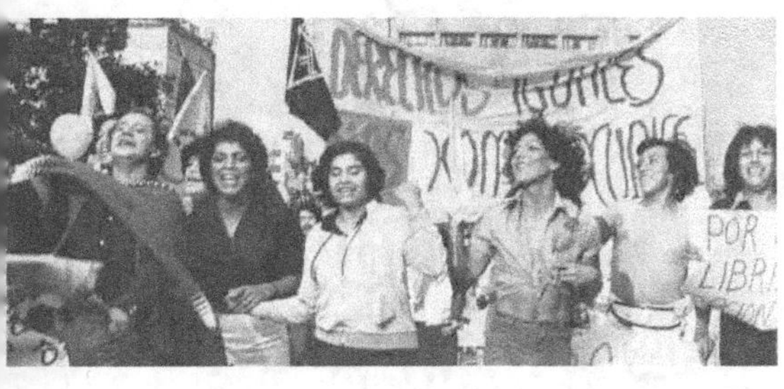

Por otro lado, si nos regresamos a finales de los años 60s cuando fue la llamada "Revolución Sexual" nos daremos cuenta de que todos los seres humanos que existían en ese momento necesitaban urgentemente un cambio en su condición sexual, algo muy claro es la masturbación; ésta era igualmente condenada como lo es hoy en día. Gracias a esta misma ignorancia, hasta el día de hoy hay grandes

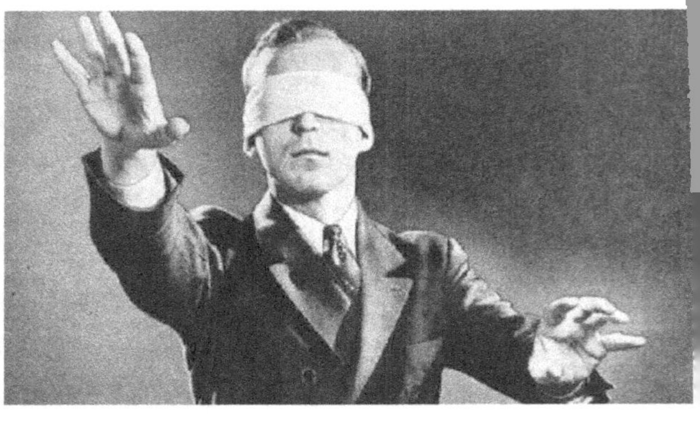

diferencias entre hombres y mujeres, un ejemplo muy claro es que el hombre sí puede explorar su sexualidad y la mujer tiene que llegar inmaculada al matrimonio, esas son creencias que han perdurado hasta el día de hoy, por no cuestionarnos siquiera qué es la sexualidad.

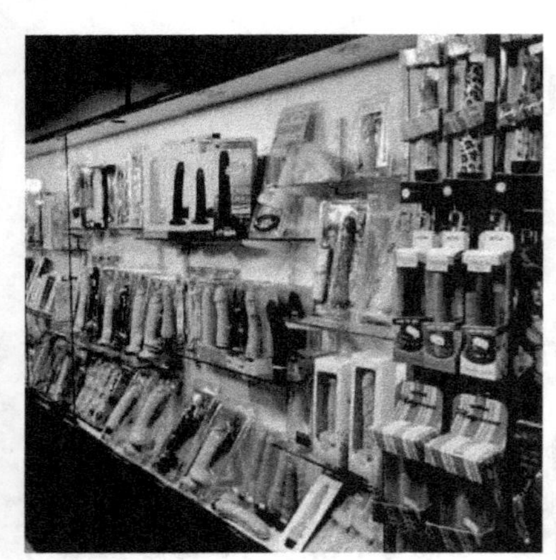

Uno de los avances que ha habido definitivamente son las Sex Shop, en donde se pueden encontrar decenas de artículos, para que nuestra sexualidad sea más plena, con o sin pareja. Quiero remarcar que por eso he elegido hacer este artículo, en primer lugar, para que se entienda que la sexualidad no es algo meramente coital, sino que va mucho más allá de eso, ya que esta misma es con la que los seres humanos nos expresamos cotidianamente ya que

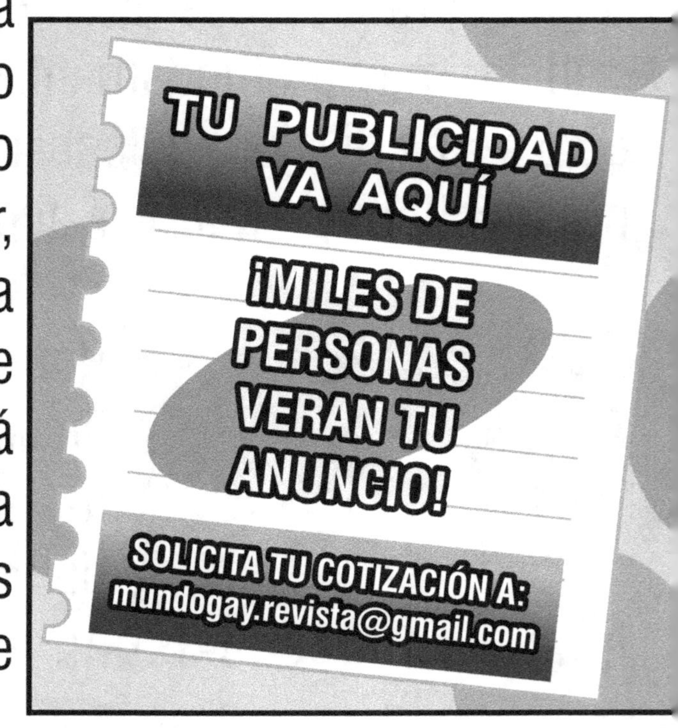

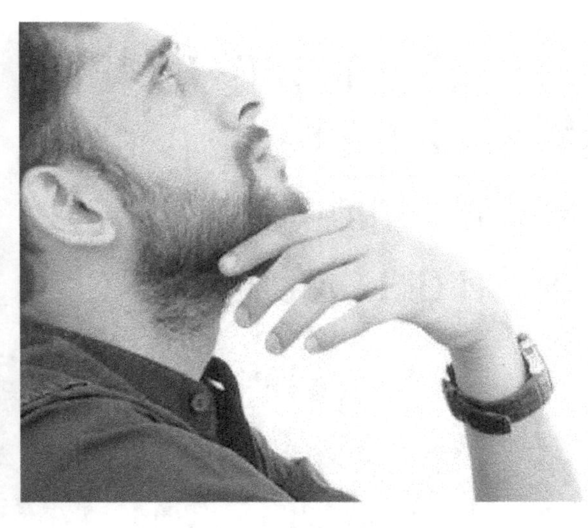

nuestros sentimientos y comportamientos van de la mano con esta misma.

Con respecto a la comunidad LGBTTTIQ+ siento qué aún nos falta mucho camino por recorrer ya que hay mucha gente que se sigue infectando de VIH (Virus de inmunodeficiencia adquirida), Sífilis, Gonorrea y cualquier tipo de enfermedad venérea que existe en la actualidad. Como ya mencioné anteriormente; las enfermedades de transmisión sexual como cualquier otra enfermedad nos las autoinfligimos al no permitirnos ser nosotros mismos.

Por otro lado, me siento muy orgulloso de pertenecer a la comunidad LGBTTTIQ ya qué definitivamente los que más apertura hemos tenido con respecto a llevar una práctica sexual diferente y, más abierta evidentemente, hemos sido precisamente nosotros. Con respecto a esto quiero contar una anécdota que me sucedió hace ya varios años: era el hecho de contarle a una amiga con la que hasta el día de hoy tengo contacto y gran estima, que había tenido una práctica sexual muy convencional en los homosexuales,

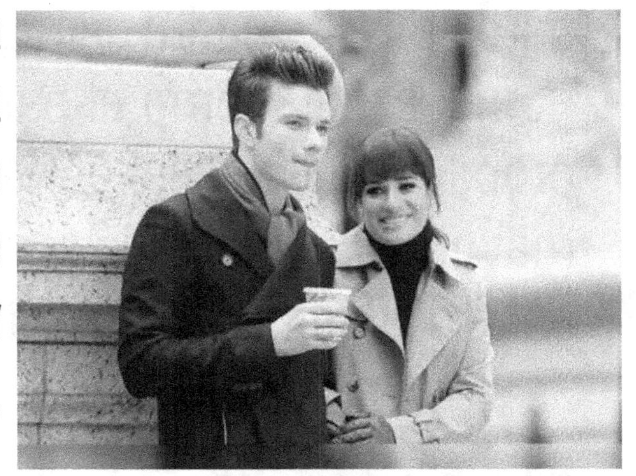

pero que los heterosexuales practican con mucho menor frecuencia. Al día siguiente, ella me confesó que la había hecho con su novio y, gracias a esa apertura que he tenido con varias personas, sobre todo heterosexuales, hoy en día siguen siendo mis amigos.

¿Piensas que la homosexualidad es una enfermedad como se ha dicho a lo largo del tiempo?

La Homosexualidadad no es una enfermedad. Por otro lado, es conveniente decir qué todos los seres humanos estamos enfermos y no necesariamente por nuestra sexualidad, sino por situaciones que hemos venido viviendo desde que somos niños y que no nos hemos dado a la tarea de resolver. Lise Bourbeau en su libro "Las 5 heridas que me impiden ser yo mismo" habla específicamente de que nuestros padres son nuestros mayores maestros y, por lo tanto, cuando somos adultos buscamos a una pareja muy parecida al padre o muy parecida a la madre para poder sanarnos. En el caso del hombre homosexual, como el padre estuvo ausente, entonces es muy probable que necesite vivir experiencias sexuales; con hombres mayores que él para así poder empezar a entender al padre que estuvo ausente ya sea de manera física, emocional o ambas.

Por otro lado, una mujer heterosexual tendrá que sanar lo mismo que el hombre homosexual si el padre estuvo ausente; en resumidas cuentas, ambas experiencias son igual de dolorosas y por consecuencias las 2 personas necesitan sanar su enfermedad emocional.

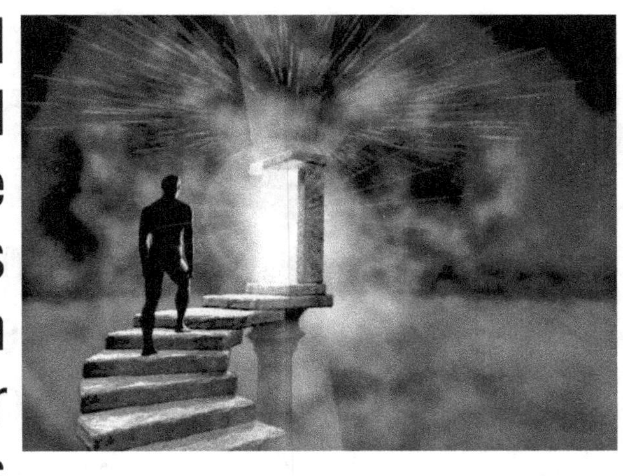

La única manera de sanar la enfermedad "llamada ignorancia" que nos aqueja a toda la humanidad es haciéndonos responsables de lo que hemos vivido y para qué lo hemos vivido. En mi experiencia me he podido dar cuenta que yo elegí ser homosexual para trabajar principalmente con la "Aceptación" y el "qué dirán", una persona que es homosexual siempre está bajo la lupa de todo el mundo por lo que es un intensivo para poder reconciliarnos con nosotros mismos de una forma bilateral.

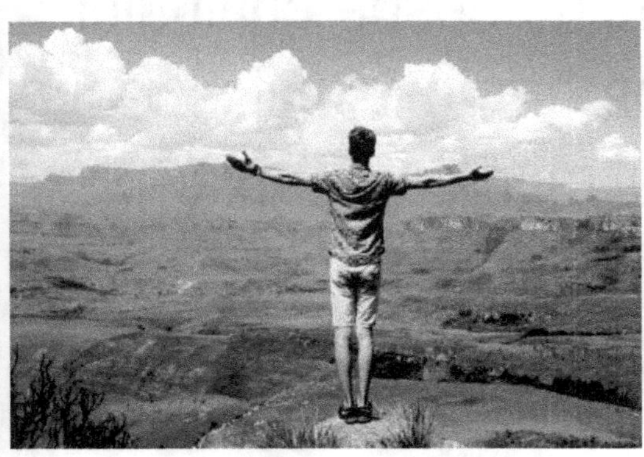

¿Entonces piensas que el llevar una práctica sexual más abierta nos podría ayudar a los seres humanos a dejar de ser menos rígidos?

Por completo, todo ser humano qué no tenga una conexión con su propia sexualidad ya sea por medio

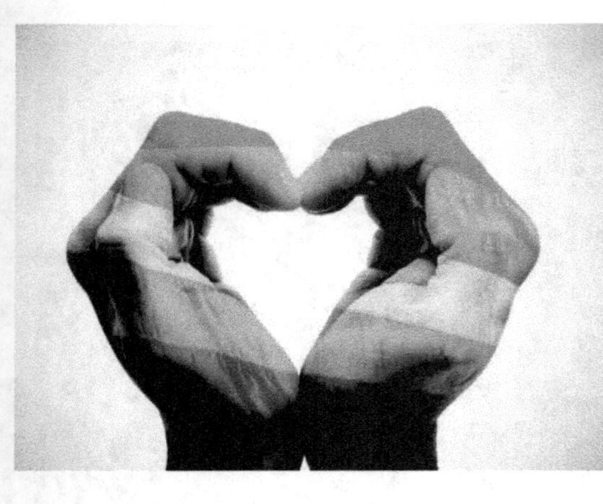

de sensaciones, emociones, sentimientos y pensamientos es alguien completamente rígido en su comportamiento y otra de las cosas es que: no está viviendo en plenitud verdaderamente.

La primera vez que hice un trabajo del perdón, algo que me quedó muy claro hasta el día de hoy, es que la sexualidad es una emoción y no un instinto como se ha manejado. Por lo tanto, es muy importante reconocer esto en nosotros; ya que cuando se habla de instintos es algo que no controlamos, pero al hablar de emociones es diferente ya que el cerebro límbico al asumir esta información nos permite ser menos reactivos sexualmente hablando.

¿Consideras conveniente que los homosexuales sí deberían de tener familia homoparental?

Por supuesto que sí, quien decida tener hijos desde cualquier vertiente tiene todo el derecho, ya que los homosexuales, así como los heterosexuales pagamos de igual manera los mismos impuestos, tenemos los mismos derechos y las mismas obligaciones, hay una película hermosa qué me gustaría recomendar titulada "La otra familia" donde se presenta el caso de una madre

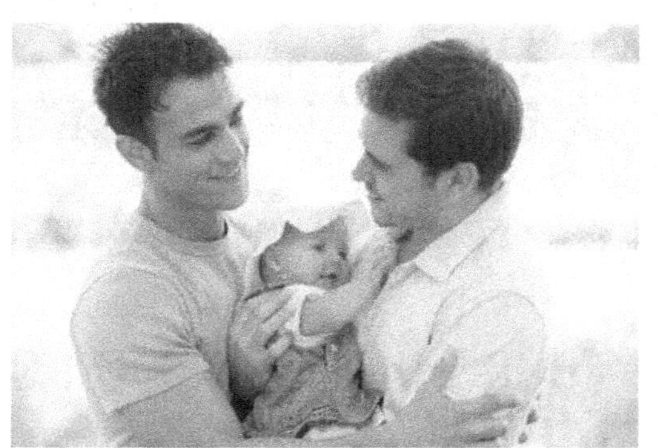

heterosexual adicta al crack que abandona a su hijo pequeño por varios días por estar drogada y una pareja de homosexuales se hace cargo de él. Quienes al principio no querían esa responsabilidad, pero de igual forma, evolucionaron y conocieron una nueva etapa en sus vidas muy positiva, por lo que la vida de esta pareja cambió para siempre de y empiezan a ejecutar el rol de padres de forma positiva y responsable. Algo totalmente natural.

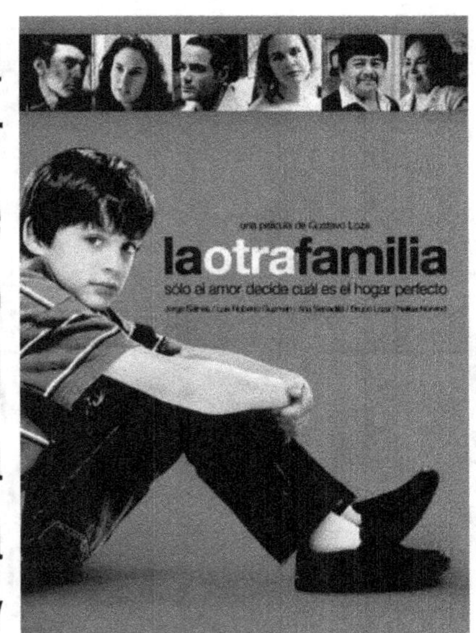

Ahí es donde te puedes dar cuenta que no por el hecho de ser heterosexual serás un buen padre y al revés: no por el hecho de ser homosexual serás un mal padre. Por supuesto tiene que ver más con los valores que cada ser humano tenga, sin importar raza, religión, sexualidad etc.

¿Tú piensas qué los homosexuales nacen o se hacen?

Como ya lo dije, los homosexuales incluso antes de nacer elegimos esa alma para evolucionar e integrar todos nuestros aprendizajes, que en otras vidas no lo hemos podido hacer, así como el que es autista, alcohólico o médico, pero para poder entender esto, es importante estar en algún camino que nos ayude a perdonarnos para primero abrir

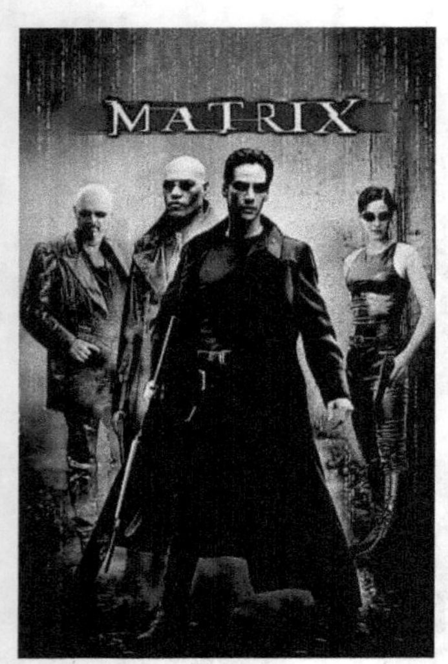

nuestra mente.

Los caminos que yo puedo recomendar son: Un curso de milagros, Las 7 leyes universales de Hermes Trimegistro, Yoga y Meditación Vippassana; también hay una película excelente como el Origen o Matrix, las cuales dentro de su trama hacen alusión a todo esto que estoy mencionando.

Espero que todos logren tener una vida plena y feliz. Que a final de cuentas es el propósito que el universo destina para todos.

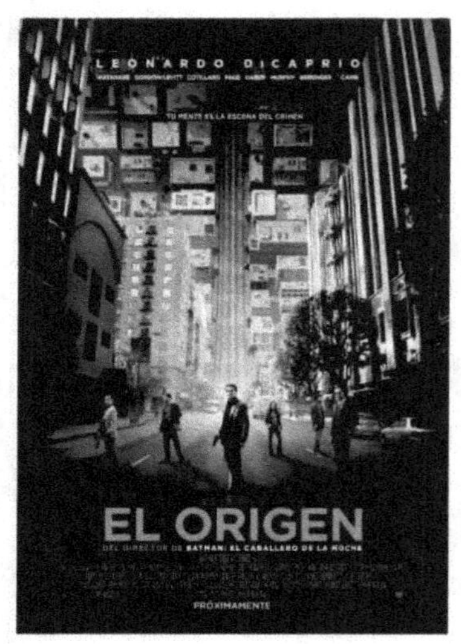

Si tienen dudas, comentarios o sugerencias estoy abierto a tocar los temas que ustedes quieran que platiquemos. Pueden contactarme en mis redes sociales.

Les mando un abrazo fuerte y les deseo que encuentren la felicidad.

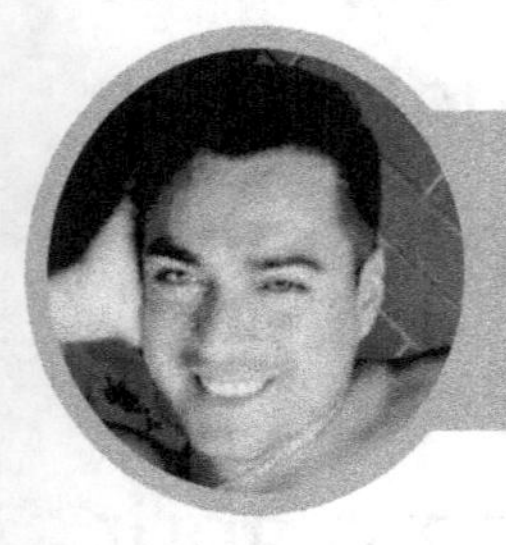

Miguel Ángel Jaramillo Cerón
INSTRUCTOR DE YOGA, TERAPEUTA HOLÍSTICO, ACTOR Y ESTUDIANTE DE PSICOLOGÍA

 **55 1340 7213**

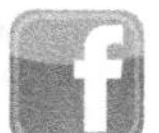 **maj1481@hotmail.com**

 **Mikelejar**

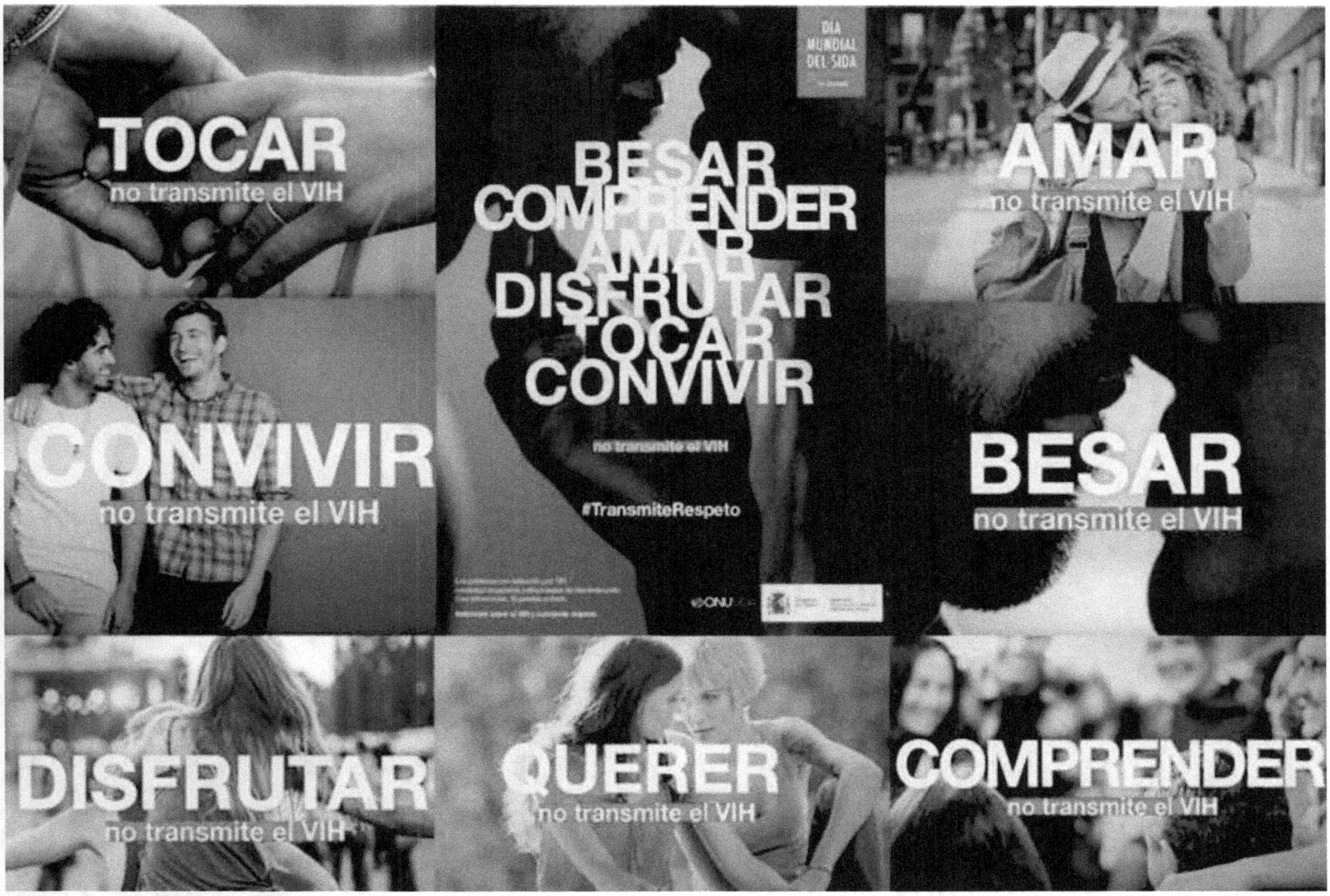

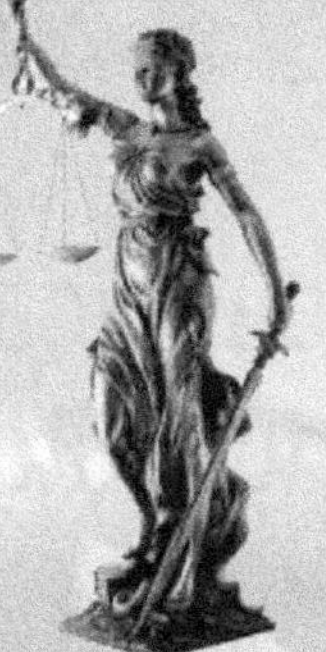

ASESORÍA JURIDICA

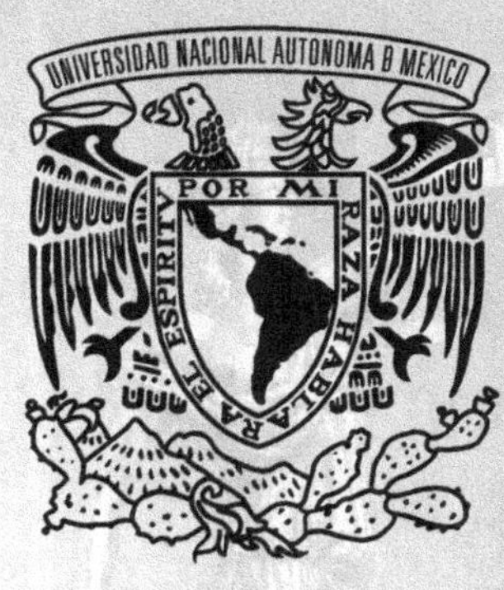

CIVIL
FAMILIAR
PENAL

Lic. Víctor Manuel García Tapia

Informes: 55 8183 4361

Avon incluye modelos de la comunidad LGBTTTQ + para la venta de maquillaje

Los modelos aparecerán en la sección de maquillaje dentro del catálogo de Avon con la línea #DeMíParaMí.

Ciudad de México.- La empresa Avon se ha vuelto tendencia después de presentar una nueva línea de maquillaje que incluye modelos hombre en la sección.

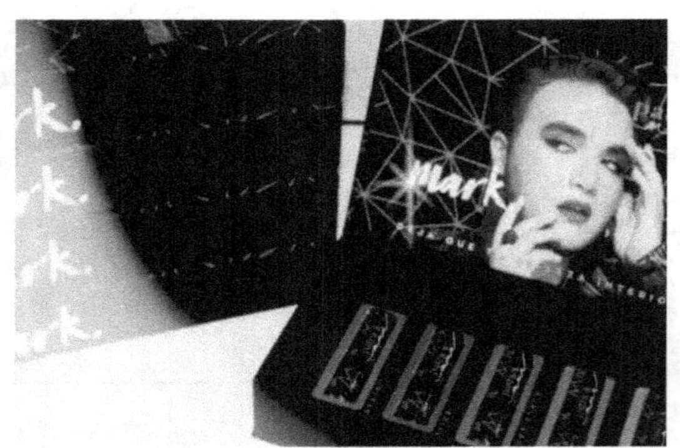

En el nuevo catálogo, que fue presentado las redes sociales oficiales de la empresa de make up, se destaca la línea #DeMíParaMí y muestra su apertura con la comunidad LGBT+.

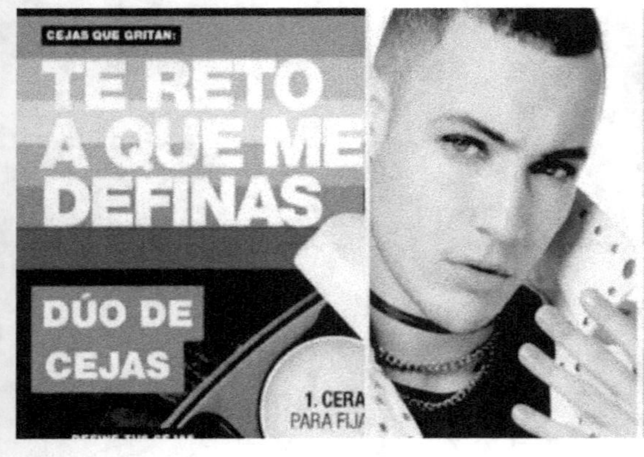

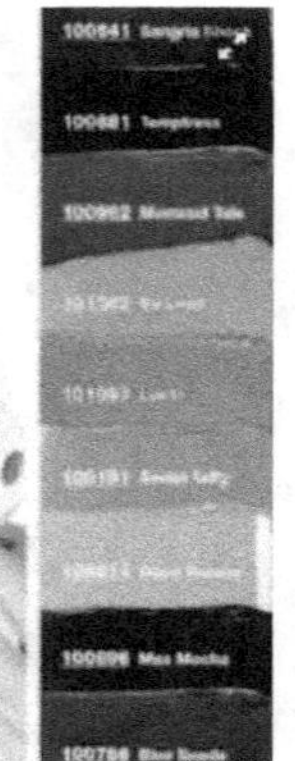

La línea fue presentada por el influencer y modelo Patrick Mua, quien es conocido por la realización de tutoriales de maquillaje así como tips de belleza.

SIN AVANCE EN DERECHOS DE PERSONAS LGBT EN MANDATO DE AMLO: ONG

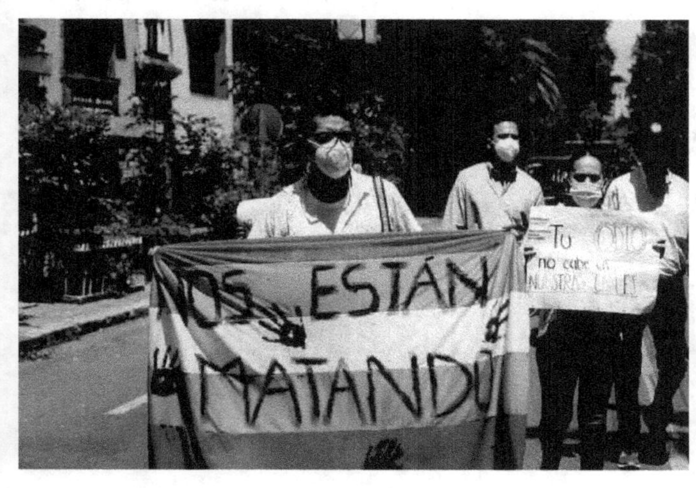

Por Jessica Xantomila

Ciudad de México. En el contexto del Segundo Informe de Gobierno del presidente Andrés Manuel López Obrador, integrantes de la organización Agenda Lgbt manifestaron que desde que inició su gestión "no hemos visto avances en los derechos" de las personas de la diversidad sexual.

En una misiva que entregaron en Palacio Nacional, destacaron que, por el contrario, en México siguen los pendientes respecto a garantizar el derecho a la identidad de género, el matrimonio igualitario, además de que han incrementado los crímenes de odio.

Añadieron que falta un registro adecuado sobre los asesinatos de las personas lesbianas, gays, bisexuales y transexuales (Lgbt), así como la tipificación de los crímenes de odio en los 32 códigos penales estatales. De igual manera, señalaron, se requiere una aplicación correcta de los protocolos de atención a estas poblaciones en las fiscalías de la República.

Lamentaron la intromisión de las iglesias en los derechos humanos de las personas Lgbt, "con discursos de odio de los obispos, pastores, sacerdotes y evangélicos que hacen reuniones con los diputados locales", y que ante estas prácticas el gobierno no las detenga y sancione. Agenda Lgbt ejemplificó el caso de Baja California, "con el acoso constante del pastor Guillermo Montaño a las y los diputados Miriam Cano y Juan Molina".

De igual manera, rechazó el llamado Pin Parental, que se ha impulsado en diversos estados, ya que "viola los derechos humanos de las niñas, niños y jóvenes a recibir educación sexual científica y confiable".

Indicó que debido la pandemia de Covid-19, personas Lgbt también perdieron sus empleos, por lo que "deberíamos de recibir apoyos económicos ante esta emergencia sanitaria". Asimismo, solicitó recursos para aquellos que los necesiten para impulsar proyectos de emprendimiento.

En la carta, también destacó la falta de atención médica "de calidad a la población trans con sus tratamientos hormonales".

COMUNIDAD LGBTTTIQ+ SUFRE VIOLENCIA Y DISCRIMINACIÓN... EN CASA

Fuente: milenio.com

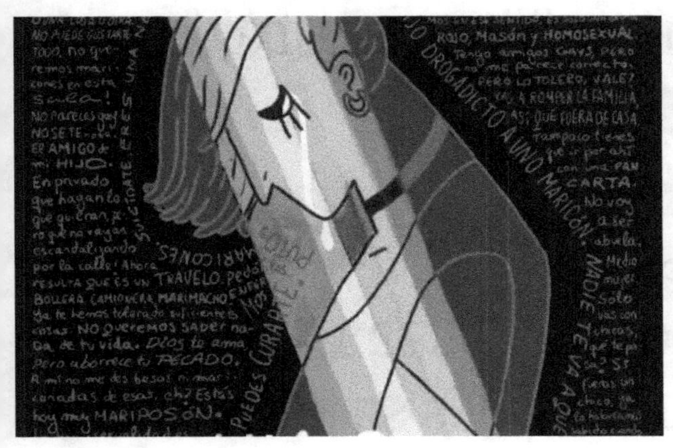

Niños y adolescentes los más expuestos, lo que los orilla dejar su casa y deambular en las calles; las ONG estiman que se incrementarán crímenes de odio.

El confinamiento provocado por el covid-19, ha generado violencia y discriminación intrafamiliar hacia los integrantes de la comunidad LGBTI+, afirmaron instituciones encargadas de defender sus derechos humanos. En la víspera del Día Internacional contra la Homofobia, la Transfobia y la Bifobia, las ONG aseguraron que la violencia en casa ha regresado hacia este grupo.

En entrevista Alex Ouré, director ejecutivo de It Gets Better, comentó que desde hace mucho tiempo no recibían denuncias de estos actos dentro del hogar.

"En It Gets Better hemos recibido durante el distanciamiento social, alrededor de más de quince denuncias a nivel nacional por parte de la comunidad, mismas que exponen que han sido corridos de sus casas, o han decidido salirse por actos discriminatorios

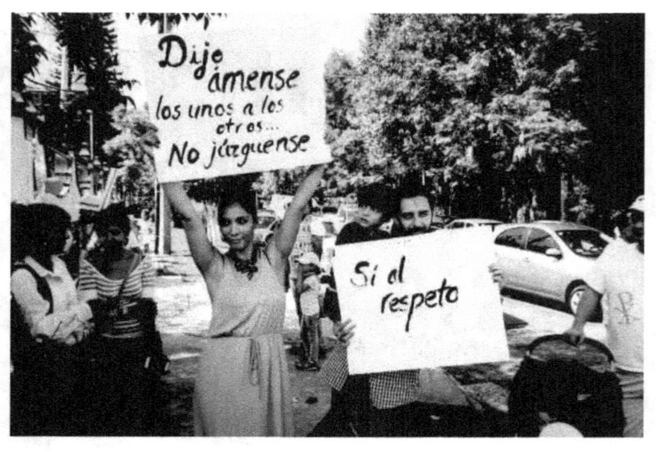

por parte de sus familias; así como también de personas que viven con VIH y por la pandemia han perdido sus trabajos, no pueden solventar sus medicamentos", detalló.

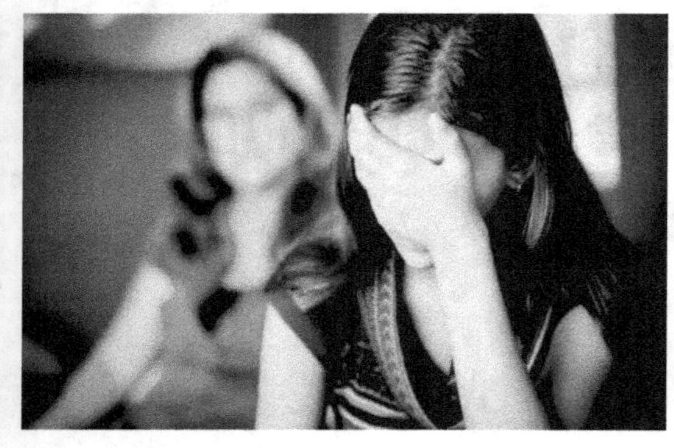

Entre los más vulnerables durante el confinamiento son niñas, niños y adolescentes LGBT, pues se encuentran bajo la vigilancia constante de adultos con los que pasan el tiempo de cuarentena, cuya pérdida de privacidad los expone a revelar su orientación sexual o identidad de género siendo observados al comunicarse con amigos o parejas, lo que puede provocar discusiones, reacciones de violencia correctiva tanto física como psicológica, e incluso la expulsión del hogar familiar, lo que les pone en riesgo a una mayor probabilidad de ser habitantes de calle, y que minimiza la posibilidad de denuncia ante las autoridades y les impide solicitar ayuda.

"Es alarmante que no denuncien por miedo a delatar a uno de sus familiares, desafortunadamente no saben que existen

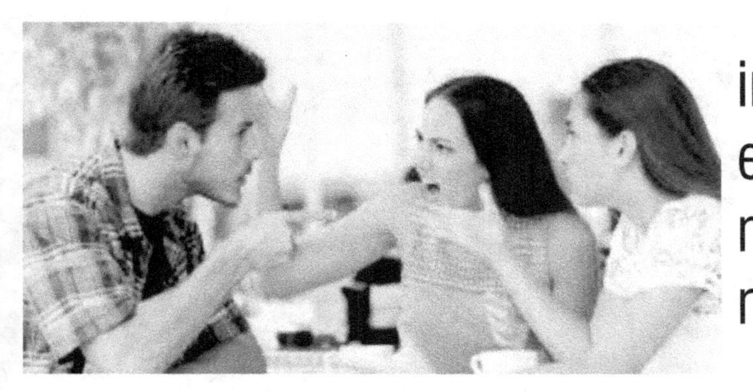

instituciones que apoyan durante esta emergencia, y siempre de la mano de organismos gubernamentales", detalló Orué.

Asimismo mencionó que sería un riesgo más para la comunidad LGBT+ si se encontrarían en situación de calle, pues enfatizó que los crímenes de odio, han ido en aumento y que se han podido registrar más en este sexenio, consideró que han puesto más importancia las autoridades a la comunidad de la diversidad sexual. Pues en los últimos años, la comunidad LGBT+ ha sido atacada y violentada, con al menos 117 asesinatos mostrando un incremento en el año 2019, según datos de la Organización Mexicana, Letra S.

De las 117 personas ultimadas, nueve eran defensoras o promotoras de los derechos LGBT+, seis eran figuras públicas, y dos, eran migrantes centroamericanas.

"Es interesante los datos que han informado, porque hay que ver que en realidad las autoridades ya están registrando con exactitud los casos de crímenes de odio a comparación del sexenio pasado, hay que hacer un llamado a la Secretaría de Gobernación, para que ponga en

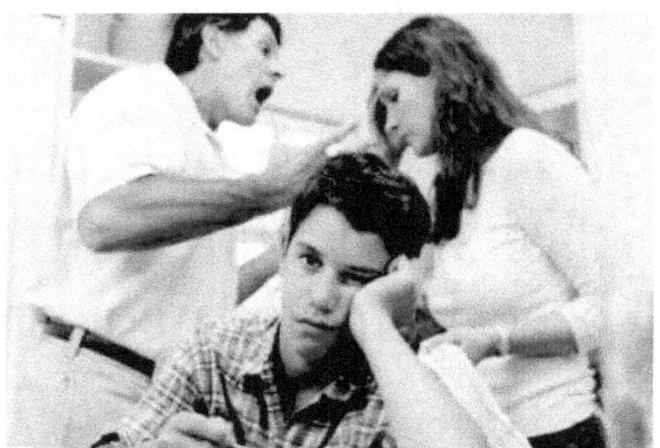

La comunidad LGBT+ ha sido atacada y violentada, con al menos 117 asesinatos mostrando un incremento en el año 2019.

- **Las mujeres transgénero y transexuales fueron las víctimas más numerosas, con 65.**
- **Los hombres homosexuales con al menos 36 homicidios.**
- **Se registraron 9 lesbofeminicidios.**
- **1 mujer y 1 hombre bisexuales**
- **2 personas muxes**
- **El asesinato de 1 hombre trans con expresión masculina.**

agenda la situación por la que está pasando México", detalló el activista.

Ante ello, el Consejo Nacional para Prevenir la Disriminación (Conapred), ha mencionado que "aunque existe un riesgo para la comunidad el quedarse en casa", han atendido a un aumento de hostilidad hacia las personas LGBT.

"El consejo tiene la preocupación de que las personas de la diversidad enfrenten dificultades agudas para subsistir, especialmente la comunidad trans, siendo el sector con más

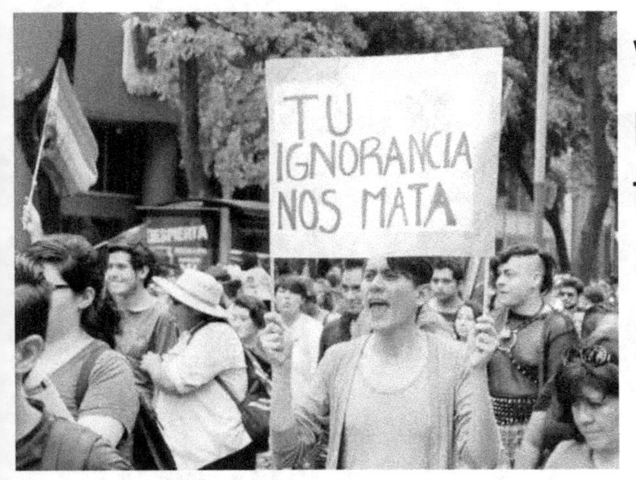

vulnerabilidad y exclusión social y menor acceso a un ámbito laboral formal, pues sus bajos ingresos las han llevado a vivir en calle", mencionaron.

Datos de la encuesta sobre Discriminación por motivos de Orientación Sexual e Indentidad de Género (ENDOSIG) 2018, el 52.6 por ciento de los padres, rechazan la orientación sexual e identidad de género de sus hijos. La Comisión Interamericana de Derechos Humanos (CIDH) recomendó enfocar esfuerzos para su inclusión; en particular a personas trans que durante el confinamiento se encuentren en un ciclo de pobreza, exclusión y falta de acceso a la vivienda, de modo que estén contempladas en la formulación de políticas de asistencia social durante la emergencia sanitaria así como en las eventuales medidas de reactivación económica. Sumado a ello, hizo un llamado a implementar mecanismos accesibles para la prevención y denuncia de violencia fóbica en el contexto de distanciamiento social o cuarentena, en especial de niños, niñas y adolescentes LGBTI+. En particular, el personal de salud debe respetar la identidad de género en el ámbito hospitalario y garantizar la continuidad de servicios médicos prestados a las personas

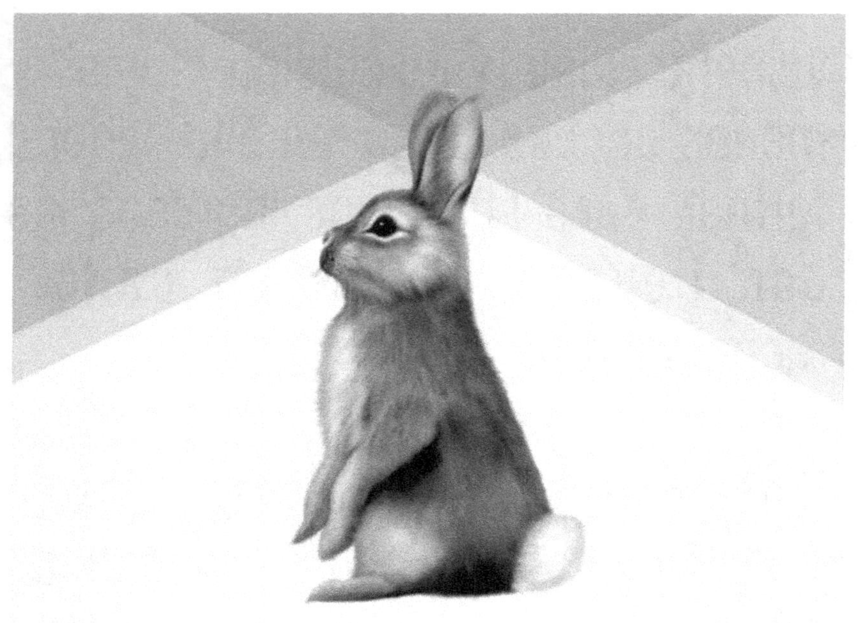

CONEJO EN CANAL, EN MIXIOTE, A LA NARANJA, EN ALMENDRADO, CON MOLE VERDE Y ROJO, EN PASILLA.

PEDIDOS:
55 1294 8227
Y 55 7525 2695

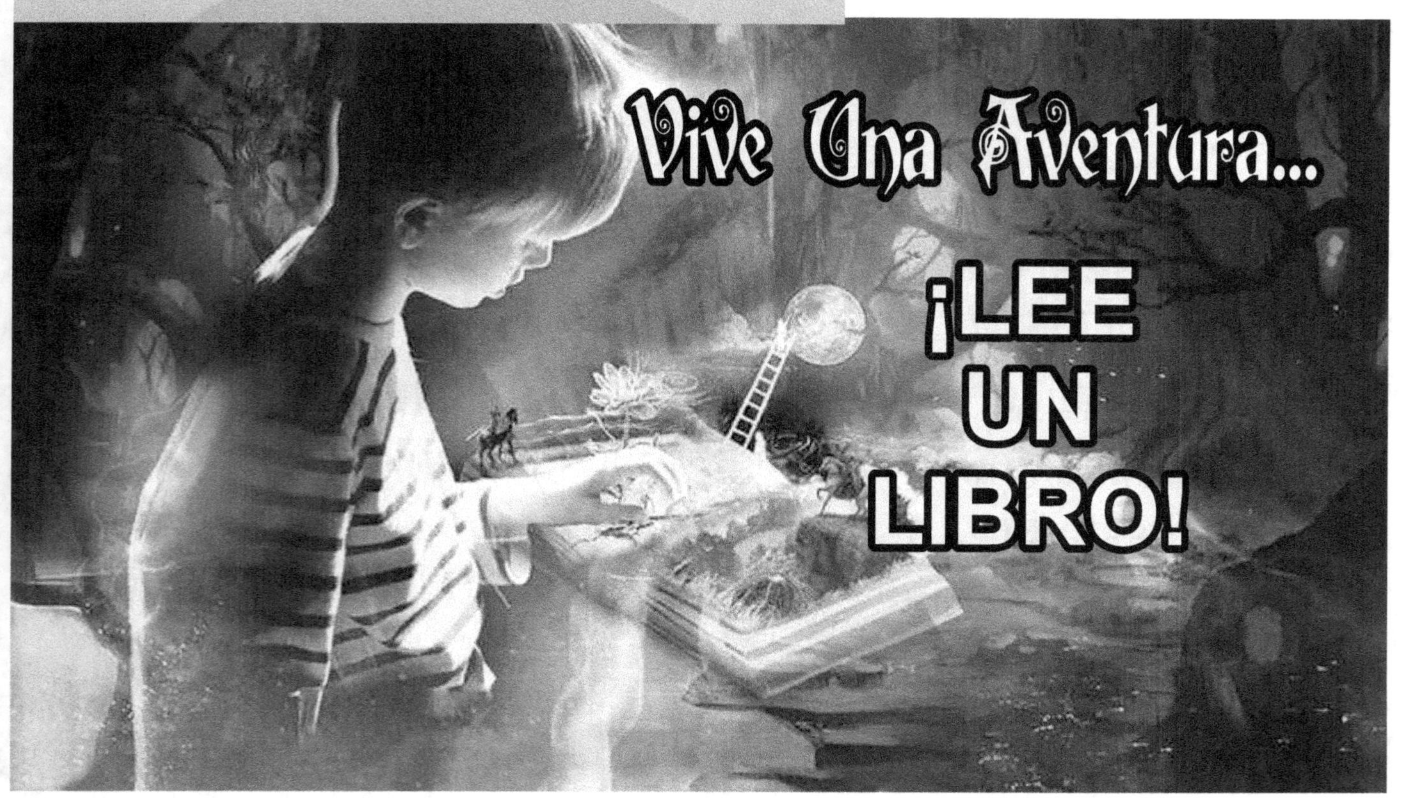

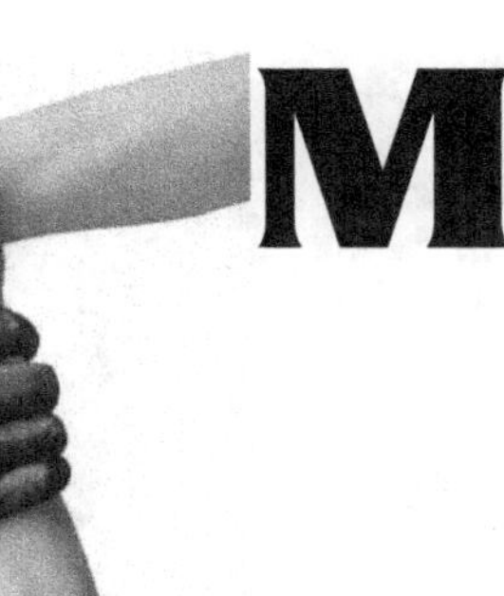

MUNDO GAY
¡Eres tú!

¡Hola holaaaaaa!

¿Cómo están mis amig@s de todo el mundo? Les mando un saludo a todas, todos, todes, desde México para todos hasta donde estén. No saben cómo nos gusta cuando nos escriben y nos aportan porque como siempre lo decimos y lo recalcamos todavía más en esta sección. ¡Nuestra revista la haces tú!

Así que una vez más publicamos sus aportaciones. ¿Y tú qué esperas? ¿Tienes algo que decirle al mundo? ¿Algo qué compartir? Manda también tu aportación mundogay.revista@gmail.com y será publicada en esta sección. **¡APROVECHEN QUE ES GRATIS!**

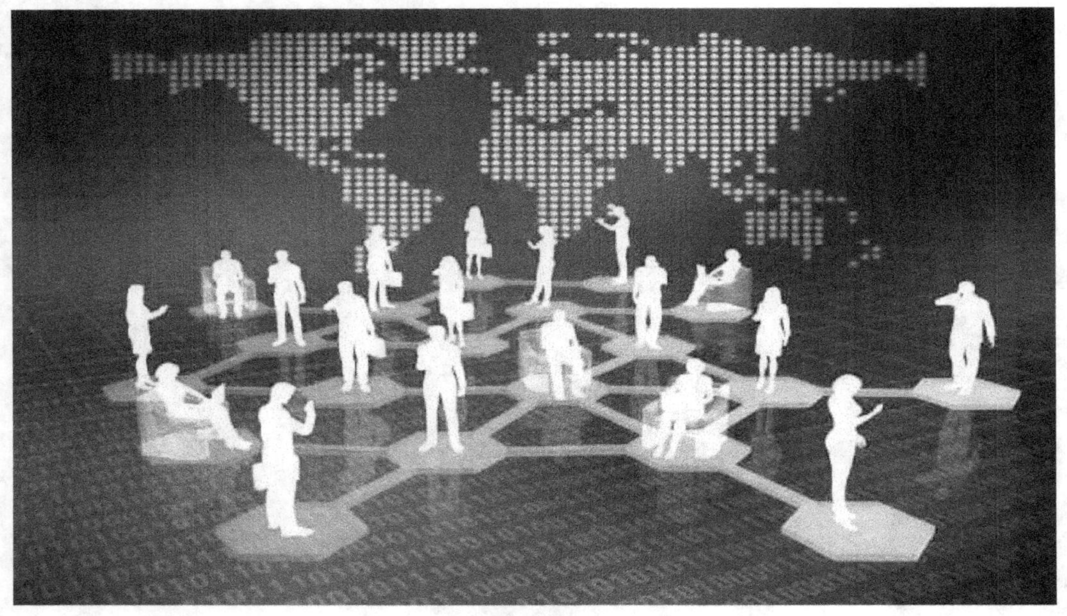

Regalo para el Alma

Enero 27

El tiempo me hace olvidar quién soy en verdad.

Olvido la fuerza inmensa que poseo como alma.

Olvido cuánto he sido capaz de superar.

Cada ser viene dotado de un gran poder espiritual, de pensamientos que pueden transformar su propia realidad y a veces también la de otros.

Sin duda alguna, cuando mi mente está quieta y concentrada, produce maravilla.

Compártelo a quien *quieras*

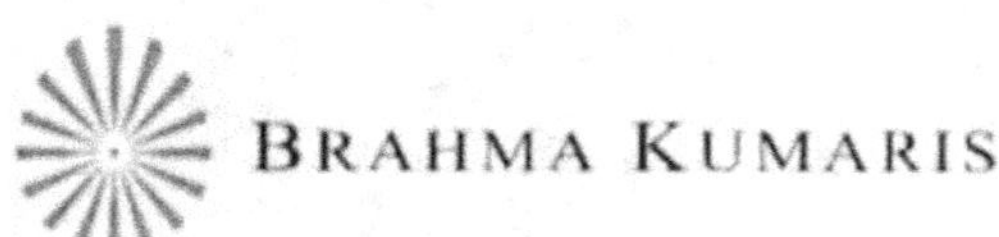

BRAHMA KUMARIS

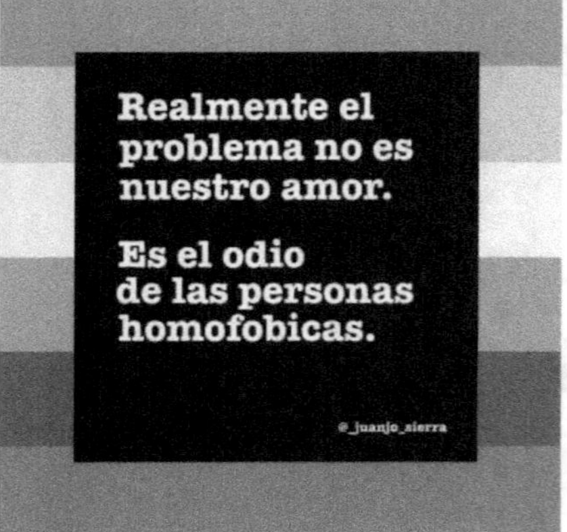

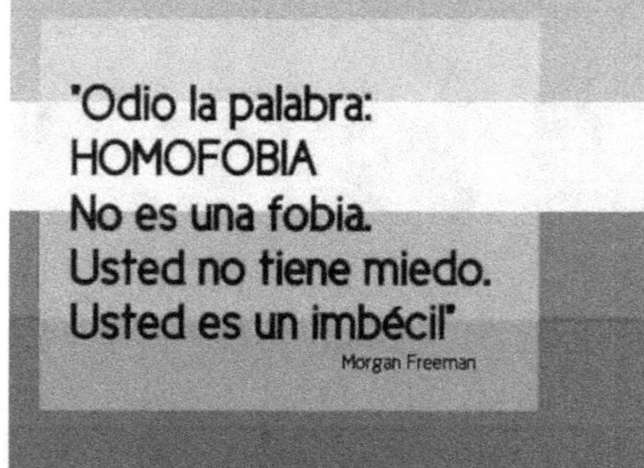

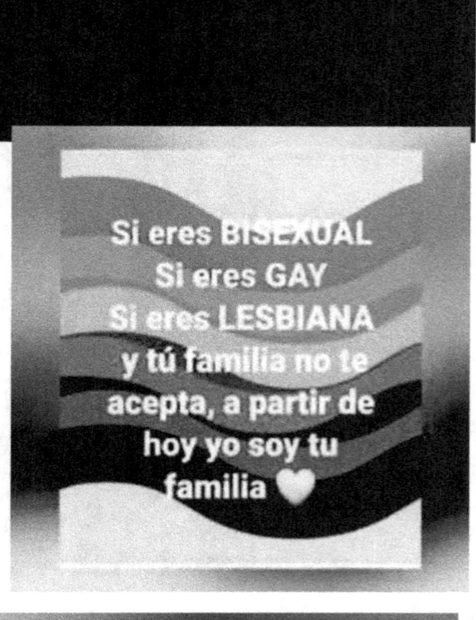

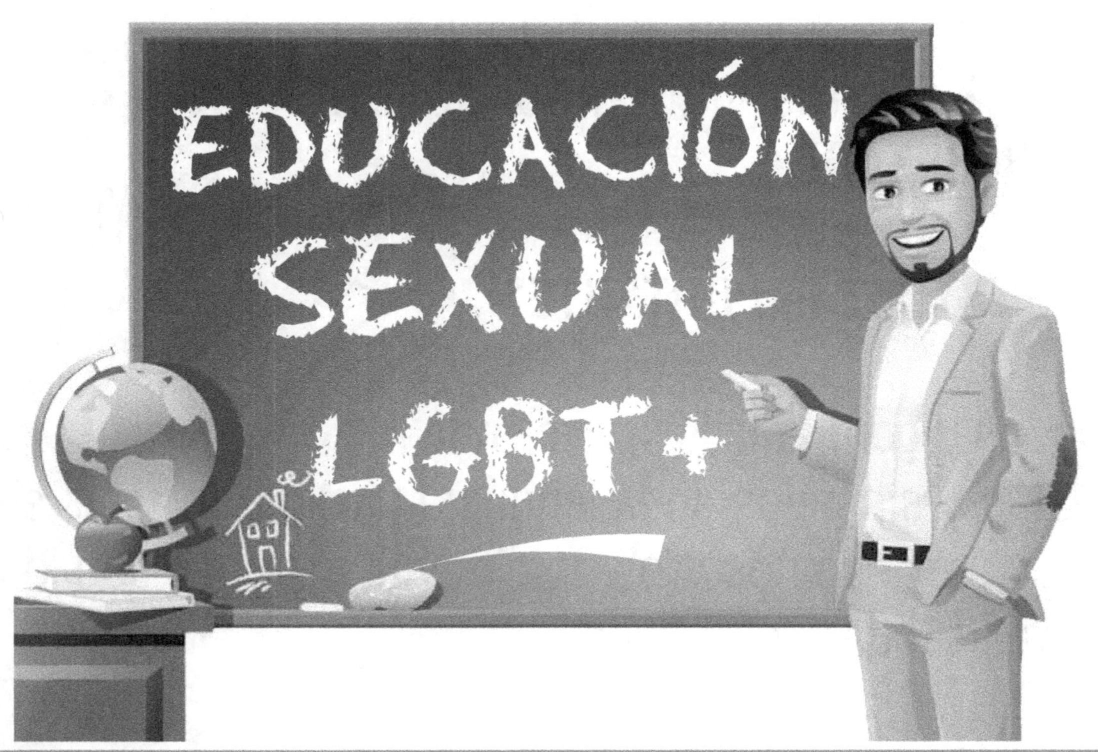

UNA DEUDA SOCIAL

Holaaaaaaa. ¡Saludos a todos, todas, todes! ¿Pero cómo están? Ya estamos estrenando un año más totalmente nuevecito. Donde una vez más hay que buscar ser felices. Les mando un saludo a Joel, Nuria, Polo y Leila, quienes nos solicitaron hablar de este tema y nos mandaron un poco de información.

Pasando de los saludos a todos nuestros lectores, a los que aportan, que los quiero mil; esta vez vamos a tocar un tema muy importante y que también es muy interesante. Este otro de los temas de los que no se habla y del cual es necesario y URGENTE que se platique y conozca a profundidad para que la sociedad se libere definitivamente de muchos tabúes y prejuicios que dañan mucho a todos los miembros de la sociedad. Estamos hablando de **LA EDUCACIÓN SEXUAL**.

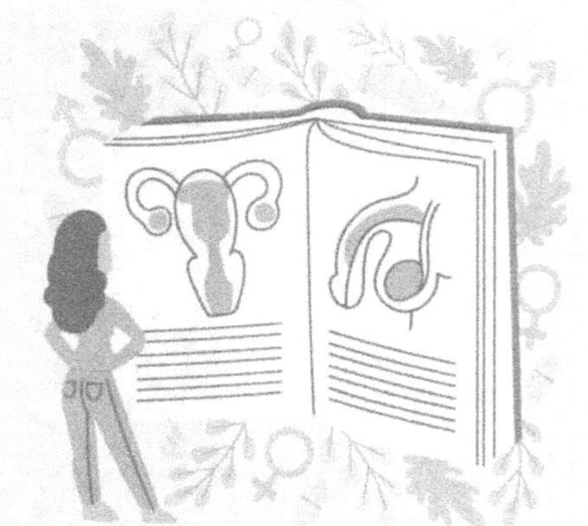

¿POR QUÉ ESTO ES IMPORTANTE?

Haciendo un ligero análisis, diciendo las cosas claras y sin pelos en la lengua: la sexualidad y el sexo son algo que es parte de nosotros, totalmente natural y que lo seguirá siendo durante toda nuestra vida.

Por eso es importante que conozcamos de nuestro cuerpo, lo que nos atrae, lo que nos hace sentir bien, así como lo que nos erotiza y nos hace sentir bien. Así como lo que no nos gusta.

Si nosotros nos conocemos bien a nosotros mismos, podremos tener mayor seguridad y poder tener una vida más plena. Esto se menciona un poco en el artículo de la sección de salud. Ya que es lo que muchos terapeutas, escritores, filósofos etc. han planteado: "¿Cómo quieres interactuar con los demás de forma correcta y sana si no te conoces a ti mismo?" Incluso hasta Rupaul lo adapta diciendo "Si no te amas tú a ti mismo ¿cómo rayos te va a amar otra persona?"

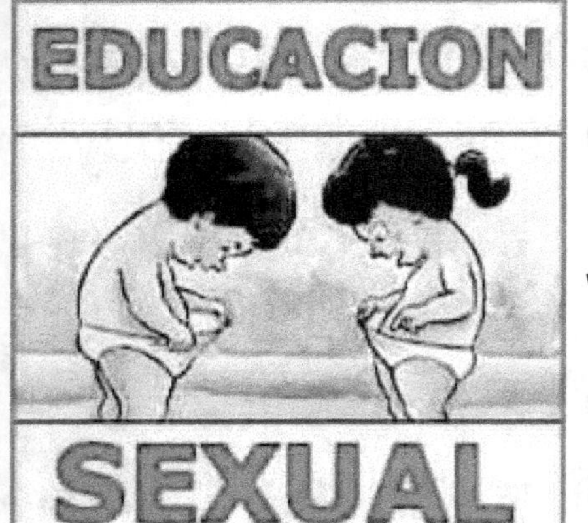

Volviendo al tema, es muy importante que se brinde a las personas una educación sexual integral y plena. Sin prejuicios ni tabúes. No

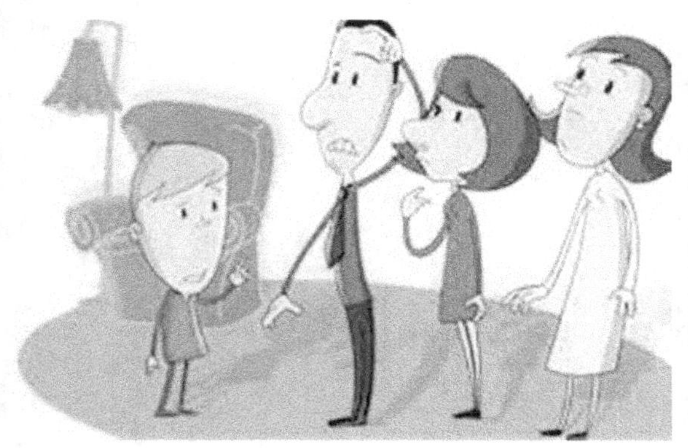

como en muchos países se hace: donde nada más enseñan la parte biológica, o peor dejan de tarea investigar la parte biológica y cómo funciona el cuerpo, así como los cambios físicos y biológicos en la adolescencia. Esto es una información INCOMPLETA donde generalmente se la dan o les dejan investigar a los chicos y chicas cuando apenas van a empezar con los cambios. Generalmente esta información se las dan cuando a los jóvenes no les interesa saberla o cuando ya les llegó antes información deformada, inexacta o cargada de prejuicios, tabués etc. Esto sucede a través de chistes, programas de televisión, comentarios entre familiares o gente adulta.

¿Debería hacerse cargo la Escuela o los Padres o El Gobierno?

La respuesta es simple: Todos. Sin embargo, lo que normalmente sucede es que nadie se quiere hacer responsable de hablar sobre sexo con los muchachos. Ni los padres que casi siempre dicen "En la Escuela te van a enseñar" y en la escuela sucede que los profesores "Siguen un programa" "Enseñan lo que está en los libros" sin llegar más allá, ya que no se quieren comprometer a profundizar sobre el tema, por los temores de las quejas de padres de familia "conservadores" o "preuiciosos" que vayan a quejarse con los directores sobre "¿Qué es lo que le están

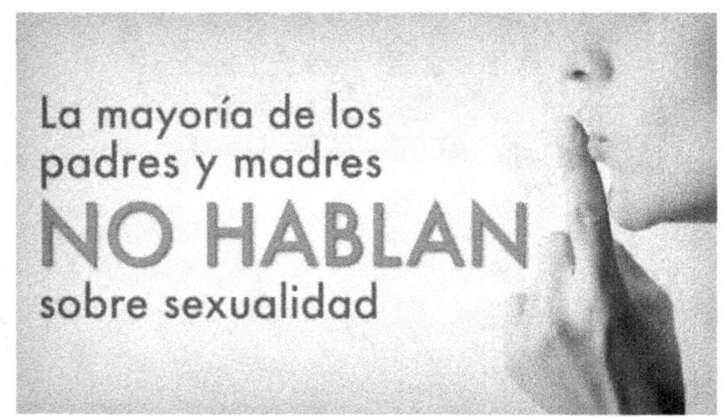

enseñando a mi hijo(a)?" y la verdad por el temor a perder su trabajo o ponerlo en riesgo, por eso es que la gran mayoría de los profesores hace lo mínimo en lo que respecta a este tema. Incluso recuerdo a algunos profesores que decían "Aquí se les enseña, no se les educa. Sobre este

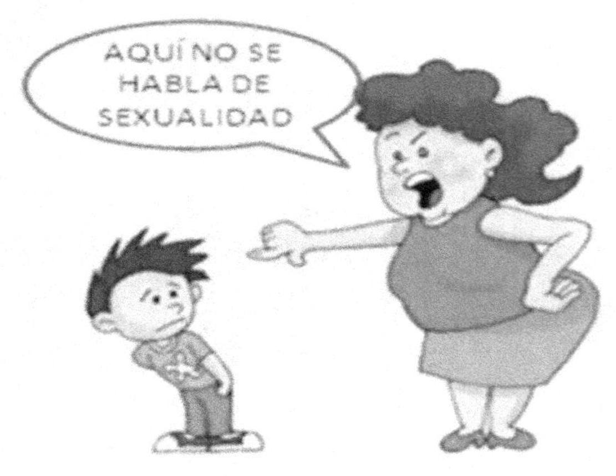

tema si tienen dudas, pregúntenles a sus papás". Es un poco iluso el pensar de que si los jóvenes saben cuáles son las Enfermedades de Transmisión Sexual y que existen condones y píldora del día después ya están protegidos. También hay que poner el dedo en la llaga y cuestionar si los profesores están capacitados para dar educación sexual o van a aplicar sus propios prejuicios sobre el tema. Habrá muchos que sí, pero no es la mayoría.

La información sola no sirve si no hay una asimilación y una guía que te ayude a entender y a analizarla de manera objetiva. Además de que no es lo mismo que sepan teoría a que sepan práctica, ya que si están en una situación de ésas, generalmente no saben qué hacer y termina ganando el instinto. Lo que genera muchas consecuencias perjudiciales para la vida de los jóvenes.

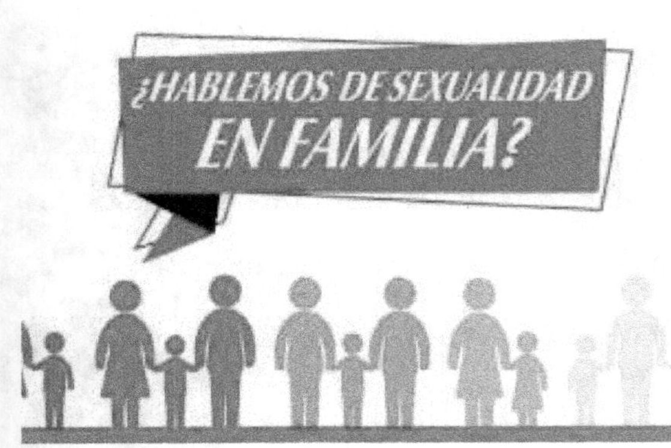

Con esto no queremos decir que deben de darse talleres "prácticos" de sexo donde lo hagan de verdad. Pero es justamente la parte emocional, lo que hace muuuuuucha falta al hablar de sexo.

Esto simplemente hablando de lo heterosexual, ya que en esta sociedad heteronormativa que se vive en casi todo el mundo, las cosas están hechas por heterosexuales y para heterosexuales. Donde como mencionamos, los programas, libros de sexualidad y la educación sexual a nivel 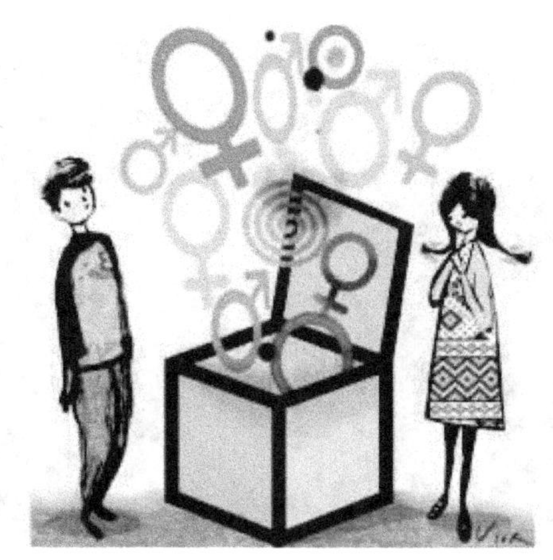 primaria, secundaria y bachillerato es insuficiente. Eso lo demuestra el alto índice de madres solteras alrededor del mundo, el alto número de personas contagiadas de sífilis, gonorrea, herpes, VIH, por mencionar las principales y más comunes.

A este tema no se le da la seriedad que merece, porque la gente normalmente evade hablar de ello, te lo van enseñando con chistes sexuales que perpetuan tabúes, con prejuicios, normalmente te vas con tus amigos que te enseñan la revista pornográfica (que quién sabe cómo la obtienen), además de que realmente en una revista o video ponográfico, no se explica realmente lo que sucede antes y

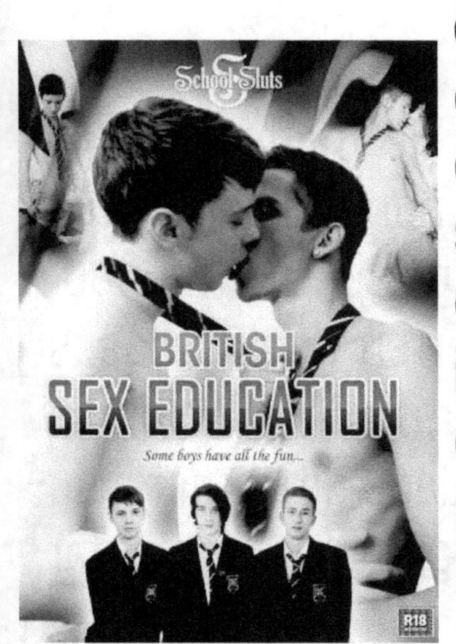

después de la relación, tanto sexual, biológica como emocionalmente. Sí ha habido algunos esfuerzos de Editoriales, televisoras, escuelas, sexólogos y maestros, pero ¿qué sucede? Que cuando existe la posibilidad de darles esta información a los niños y adolescentes es donde entran los prejuicios y AHÍ SÍ, A TODO MUNDO LE IMPORTA ESTE TEMA, PERO LO MÁS IMPORTANTE QUE SE DEBE RECALCAR ES QUE

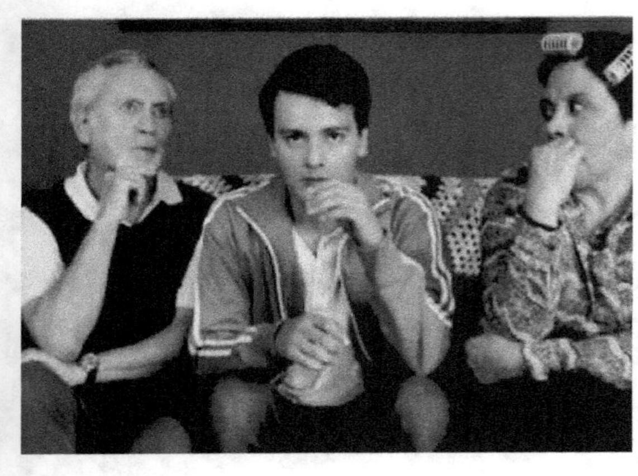

Yo en lo personal nunca he entendido el por qué piensan que "LA IGNORANCIA, TE VA A PROTEGER", cuando está demostrado que es todo lo contrario, hay muchos estudios que lo demuestran. Pero sinceramente, es tan fácil como voltear a nuestro alrededor para darnos cuenta del daño que hace la falta de educación sexual en nuestras vidas. Podemos ver a los vecinos, que los obligaron a casarse, porque de adolescentes tuvieron sexo sin protección,

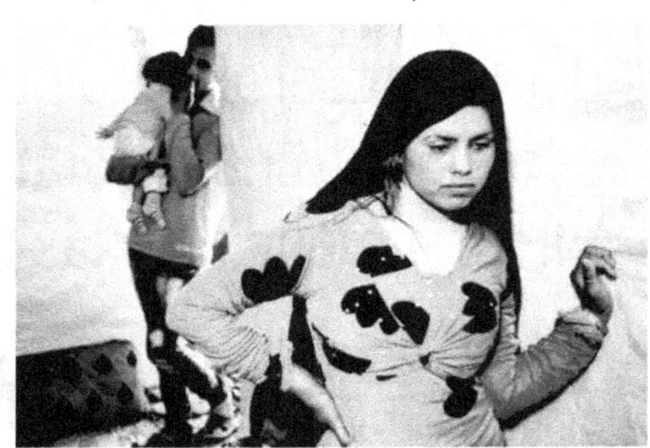

la chica resultó embarazada y los padres de ambos los obligaron a casarse para cumplir con la sociedad; jodiendo sus vidas en el proceso, porque en muchos casos así, ambos no son felices porque no se querían. Simplemente fue un acto de exploración y las hormonas.

Por hacer notar un ejemplo más, aunque lo mencionamos anteriormente, sería el ENORME número de madres solteras que hay en todos los países del mundo, donde incluso a algunas las corren de sus casas "porque deshonraron a la familia" y terminan pidiendo dinero en la calle para darle de comer a su bebé o bebés. Sé que no es agradable comentar

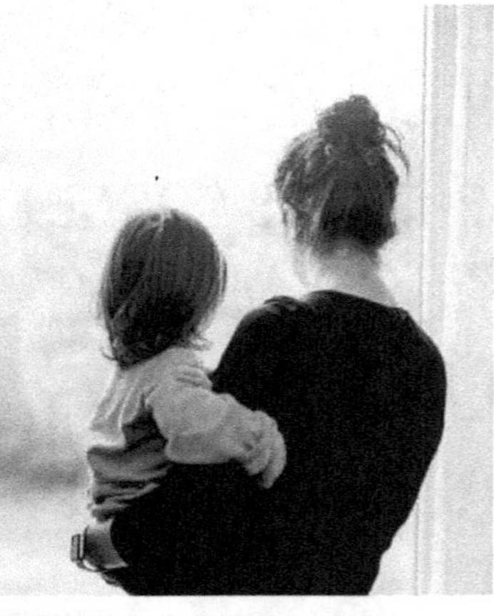

estas realidades, pero ya es hora de hacerlos visibles, porque lo que hace la gente es voltear a otro lado, cerrar los ojos, como si con eso el problema desapareciera de sus vidas.

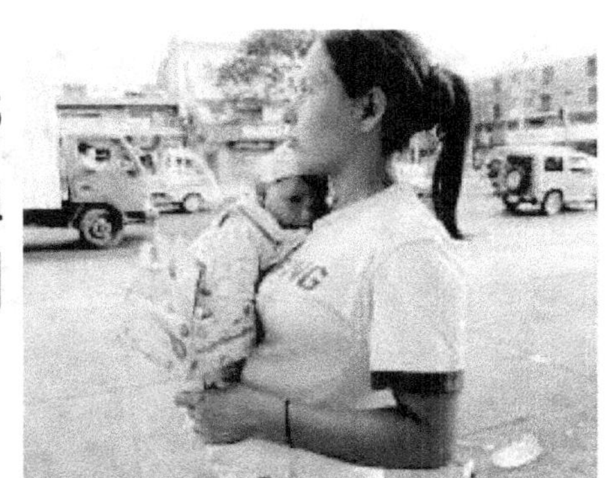

Otro ejemplo muy palpable es la ENORME CANTIDAD DE PERSONAS INFIELES, que como los obligaron a casarse, no son felices y buscan encontrar felicidad en otro lado, aunque sea por un rato, porque están amarrados a su esposa y sus hijos.

Esto es otro ejemplo que también está a la vista: EL GIGANTESCO NÚMERO DE DIVORCIOS QUE EXISTEN EN TODO EL MUNDO. Incluso hay despachos de abogados que hasta ofrecen "EL DIVORCIO EXPRESS", porque es tanta la demanda de personas que quieren salirse de una relación que les hace daño y quieren hacerlo lo más rápido posible para poder seguir con sus vidas.

Otra consecuencia de la falta de Educación Sexual a Nivel Global son los niños abandonados en la calle. O que igual por los problemas de su casa, maltrato, descuido, etc. Deciden que están mejor viviendo en la calle que en sus casas con padres que no los quieren y que los maltratan. Que prefieren estar

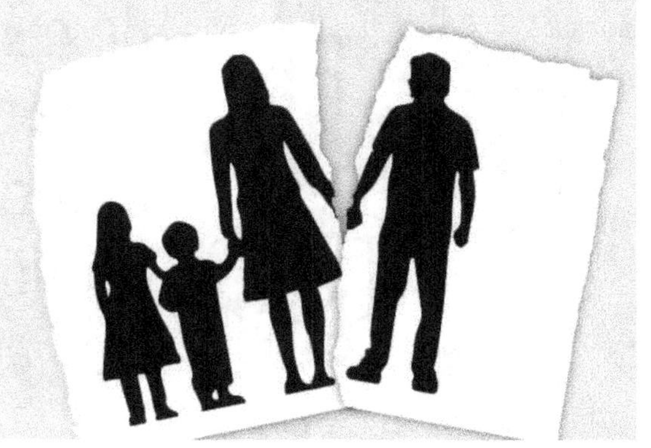

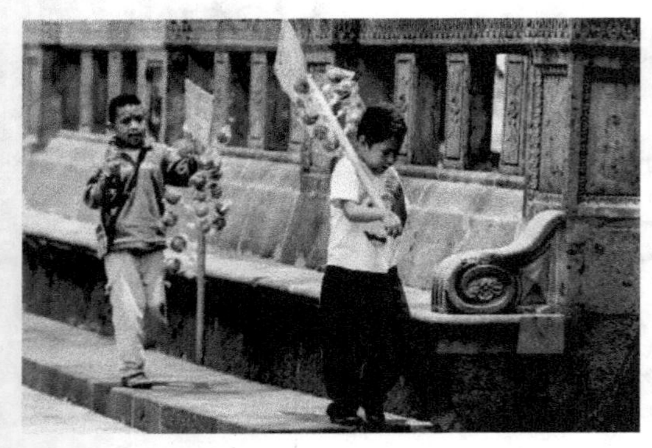

limpiando parabrisas en los semáforos, mal comiendo, mal durmiendo en la calle, incluso drogándose para poder sobrevivir y sobrellevar lo duro que es vivir en las calles enfrentando el rechazo de la sociedad.

Seamos sinceros, todos hemos visto estas realidades y lo que hacemos muchas veces es cerrar los ojos.

Otro aspecto que cabe mencionar es el enooooooorme equipaje emocional que cargamos todos, porque estamos llenos de traumas, carencias afectivas, culpas, 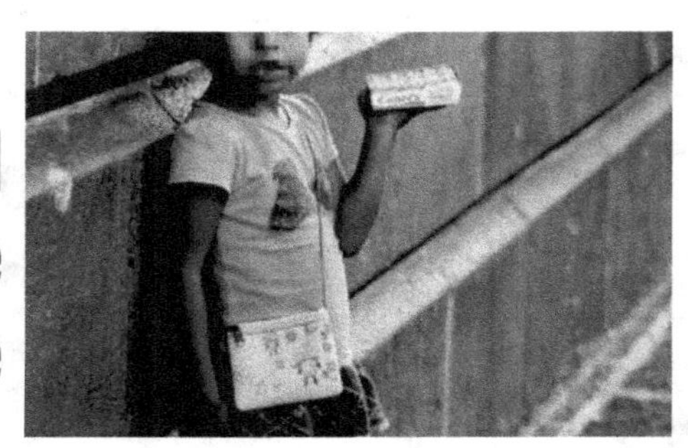 conductas negativas, baja autoestima, en muchos casos, conductas agresivas, destructivas, o como está de moda decir ahorita, "conductas tóxicas" que nos generan daño a nosotros mismos y a los demás. No es una sorpresa que hay millones de personas adultas que buscan en la terapia, en libros de superación personal, terapia de grupo, revistas como ésta, etc. una ayuda para poder lidiar con sus vidas, para poder entender lo que les pasa y así poder librarse de todo este equipaje emocional que los lastima. También hay muchos millones de personas que tienen el problema y no hacen nada porque no lo quieren reconocer o no saben cómo cambiar o no tienen los recursos económicos a la mano para buscar ayuda o ni siquiera saben dónde buscarla.

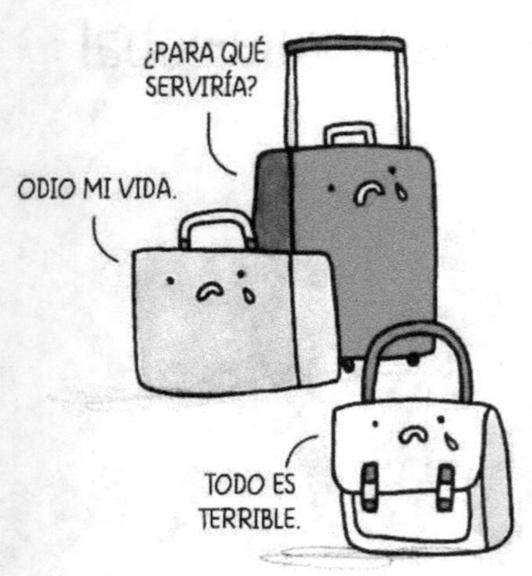

EQUIPAJE EMOCIONAL

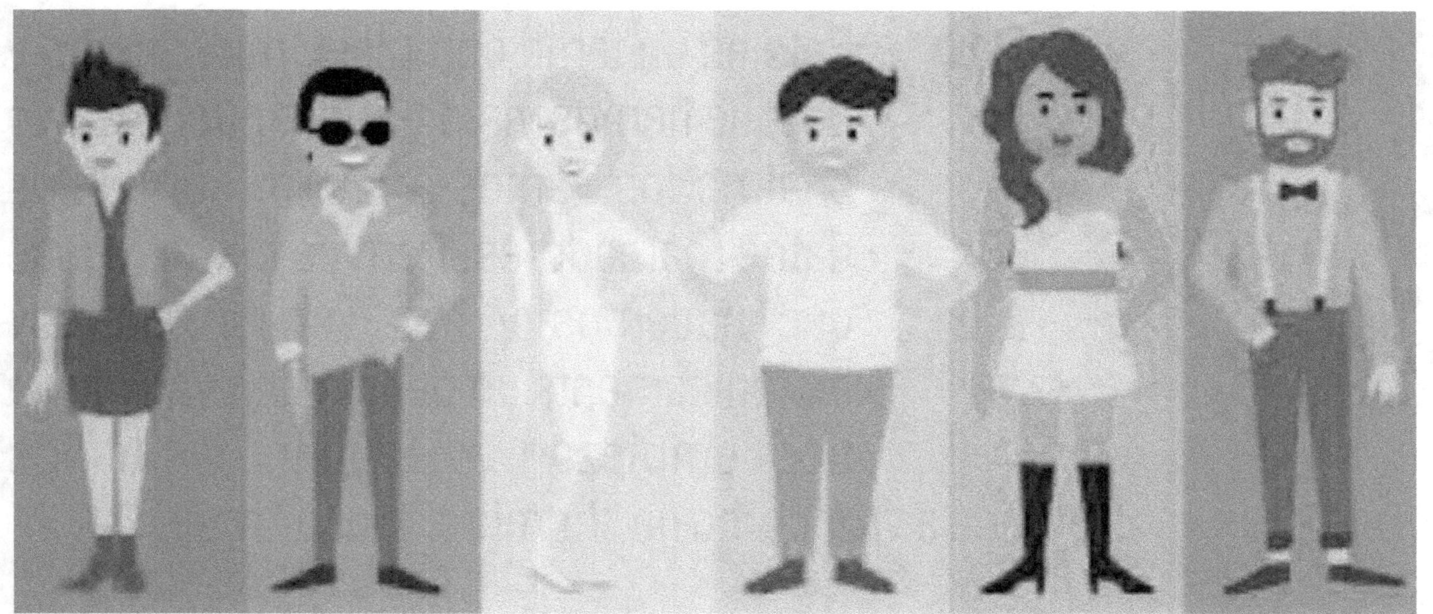

Hasta aquí es donde hemos hablado de la población en general, pero vamos ahora a lo que nos queremos enfocar **LA EDUCACIÓN SEXUAL LGBTTTIQ+.**

Como mencionamos anteriormente, en esta Sociedad Global Heteronormada, prácticamente todo lo hacen Heterosexuales para Heterosexuales. Por lo que todo lo que se sale de esta heterosexualidad que es considerada la norma es lo que causa que a las personas desde que son niños y niñas les meten la idea y prejuicio de que ser diferente "está mal", "no es lo correcto", etc.

Muchos no lo quieren reconocer, pero esto es mencionado por especialistas en la materia así, como grupos de apoyo: la Sexualidad te la van enseñando desde niño. ¿Por qué? Porque desde que el bebé nace con un sexo biológico, sus padres, familiares y la sociedad ya le asignó un rol sexual y social. Por ejemplo, si es niño, que va a ser padre de familia y va a tener a sus hijos, si es niña va a ser una esposa que va a cuidar a sus hijos.

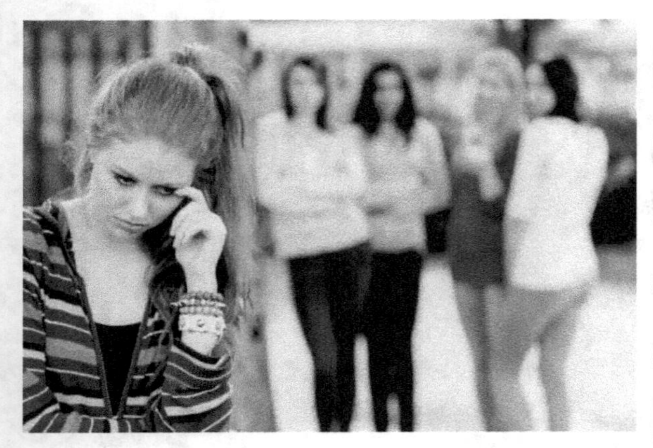

Esto es un tema complejo, muy amplio y del que hemos visto y leído mucho por lo cual no los vamos a aburrir con tantos datos mareadores. Pero es cierto, desde que nacemos y nos ven si tenemos biológicamente un pene o una vagina, ya nos empiezan a educar desde los primeros años de vida a vivir como un "hombre" o una "mujer".

Es importante hacer notar que **LA HOMOFOBIA TAMBIÉN TE LA ENSEÑAN DESDE QUE ERES NIÑO.** Sé que a algunos les puede sonar increíble, pero es cierto, desde los primeros años te la empiezan a enseñar, con "no agarres esto", "esto es de niñas", "esto es de niños", "los hombres no se meten a la cocina", "tú juega con tus muñecas, no agarres las cosas de tu hermano", "las niñas de rosa y los niños de azul", "vístete así", "peínate así" y la lista sigue y sigue.

Pero ¿qué es lo que provocan todas estas reacciones?

Este tipo de prejuicios y estereotipos lo que provoca es lo que todos hemos vivido y sufrido que es EL RECHAZO INTERNO, EL RECHAZO EXTERNO y la HOMOFOBIA. El hecho de que te impongan desde niño que "TIENES QUE SER ASÍ Y SI NO ERES ASÍ ESTÁS MAL", genera una gran inseguridad, confusión, sentimiento de culpa, poca

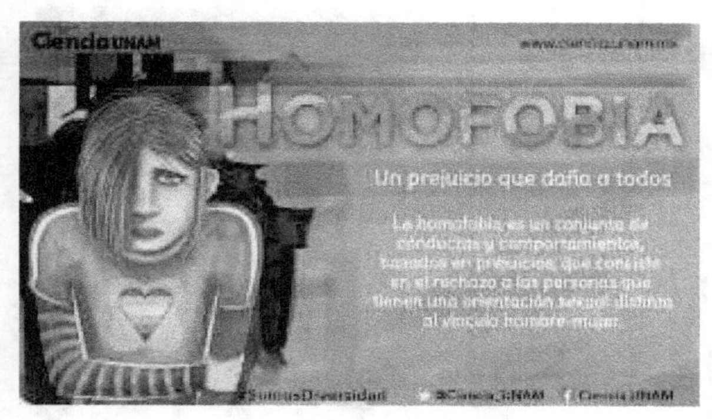

confianza en sí mismo y los demás, miedo o un enorme terror a ser rechazado, por mencionar unos cuantos síntomas o resultados de toda esta homofobia con la crecimos nosotros y muchos otros siguen creciendo. Porque a pesar de que se han logrado algunos avances, esto todavía no se acaba.

No es una sorpresa que conforme vamos creciendo, muchos se repriman esos instintos al darse cuenta de que "no soy lo que quieren mis papás". Incluso cuando les llega información o los mismos padres son quienes les hablan sobre sexualidad, o "lo que hace el papá y la mamá", siempre lo explican como la heterosexualidad es la norma, el papá hace esto, la mamá hace esto y cuando tienen relaciones, de ahí sale un bebé. Nunca le mencionan al niño o niña o niños (porque pueden ser de varios géneros al mismo tiempo) que hay muuuuuchas otras variantes. Y que si no encajas en esas dos y eres diferente, está bien y es totalmente válido. Pero siendo sinceros, esa información a medias o simplificada, muchas veces genera dudas que no se responden.

Ya lo dije antes, pero lo vuelvo a mencionar. No sé de dónde saca la gente la tonta idea de que "La ignorancia te protege", y de que "el no saber va a impedir hagas las cosas". Lo que realmente pasa, es que el estar en la ignorancia te convierte en Víctima Fácil de

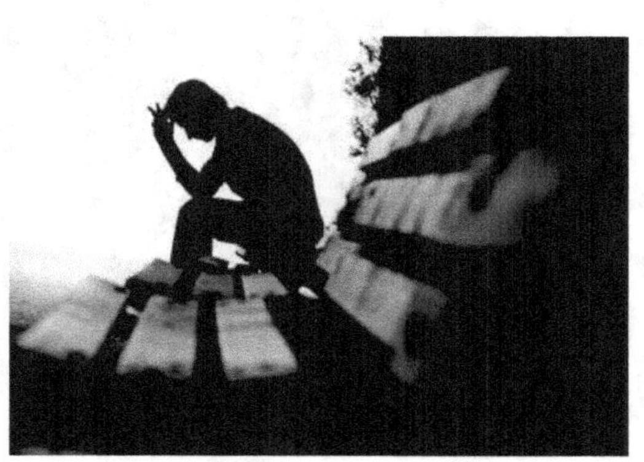

alguien con más experiencia, más colmillo, más malicia y que se aproveche de ti. Y es justamente de lo que los papás y mamás quieren proteger a sus hijos. Es el típico caso del chantaje que todos vivimos alguna vez (independientemente de que si caímos o no) donde te dicen: "Si me quieres, demuéstramelo y deja que te la meta". Y la verdad son víctimas de un patán que nada más quería jugar con ellos o ellas.

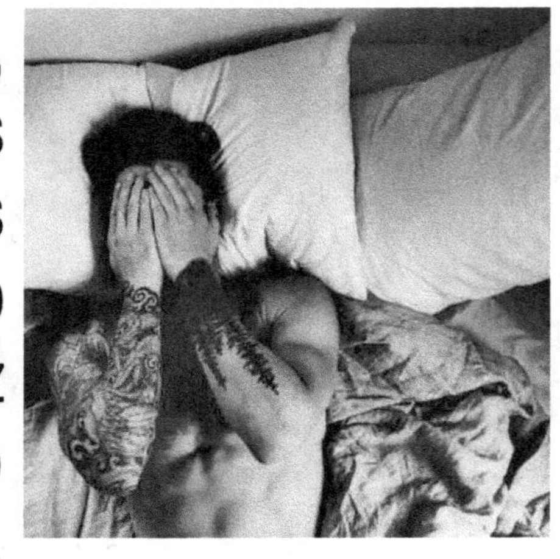

EL CONOCIMIENTO ES PODER, LA IGNORANCIA TE CONVIERTE EN VÍCTIMA

Esto no es solamente una frase célebre y sin chiste. Tiene toda la verdad, mientras más sepas sobre el tema, los riesgos que conlleva, lo que puedes sentir antes, durante y después, te dará mucha mayor seguridad para decidir hacer o no hacer las cosas así como si permites que te hagan sexualmente ciertas cosas.

No me gusta ponernos en el lugar de víctimas, pero es cierto, que conforme nos vamos desarrollando físicamente, comenzamos a

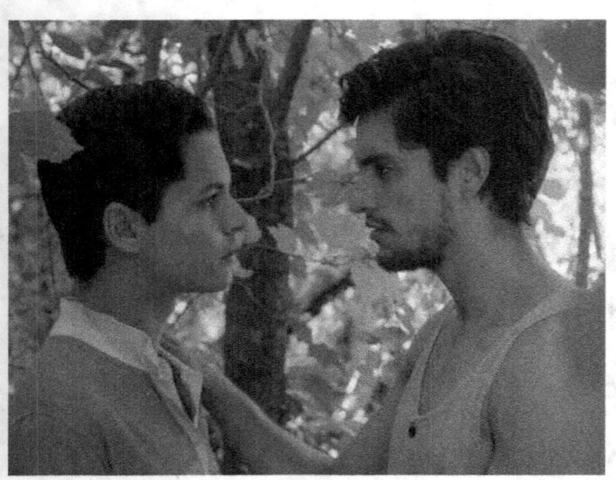

tener erecciones, deseo, ya comenzamos a ver a las personas con otros ojos así como a nosotros mismos. El no saber qué hacer, es lo que precisamente pone a muchos en riesgo. Y no digo de un riesgo normal de que te sorprendan por ejemplo

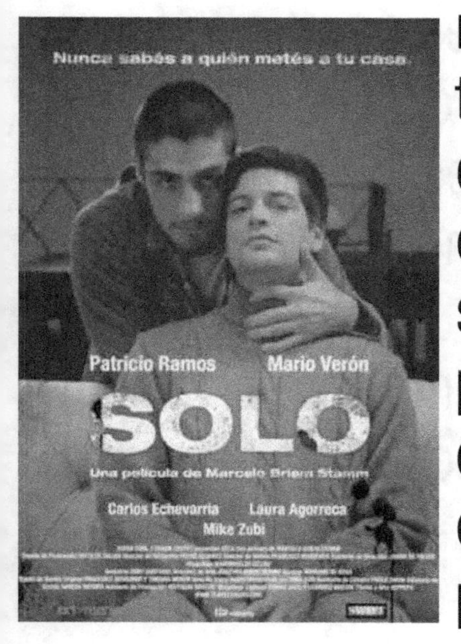

masturbándote en el baño, por ejemplo. Sino que también sabemos que hay mucha gente mala en este mundo. Antes se pensaba o se manejaba que conque estuvieras adentro de tu casa, ya estabas seguro(a) pero la tecnología tiene un doble filo: por un lado sirve para interactuar e incluso ligar con muchas personas que están lejos o no tan cerca, pero por otro lado también le ha abierto la puerta a gente que no tiene buenas intenciones, donde los patanes son el menor de los problemas. Estamos hablando de violadores, trata de personas y redes de prostitución. Lo cual es un problema que existe y también es importante mencionarlo. Y es realidad que hay casos donde niños y adolescentes han sido engañados y han caído en estas redes, donde han sido contactados por Facebook, whatsapp o alguna de las muchas redes sociales que hay ahora. No queremos decir que las redes sociales sean las responsables, pero este tipo de mafias por decirlo de algún modo, ha encontrado una oportunidad a través de ellas para buscar víctimas.

No queremos espantar a nadie, pero esto es una realidad y la ignorancia NO TE PROTEGE, sino todo lo contrario, te hace vulnerable y una víctima fácil, ingenuo y curioso y con muchas ganas de saber qué es lo que "te prohíben", donde una persona con malas intenciones se puede aprovechar como ya mencionamos anteriormente. Realmente las personas

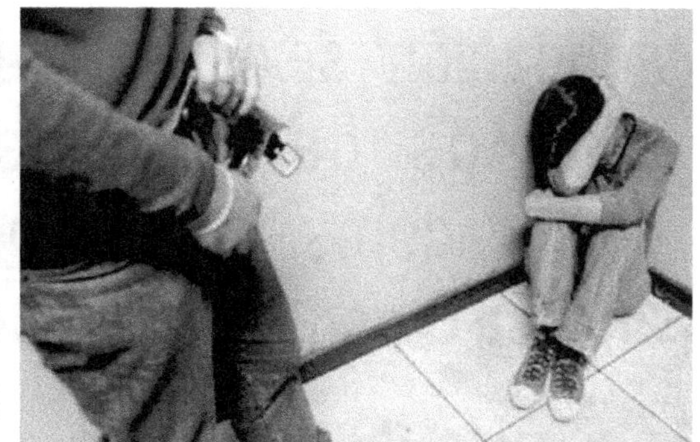

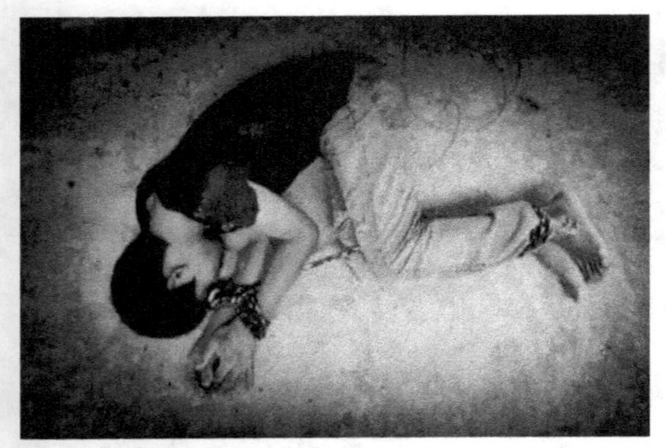

que son víctimas fáciles son personas ignorantes, con pocos estudios, ingenuos(as) etc. y no es con el afán de ofender ni de hacer menos a nadie, pero realmente si no sabes de sexo, ni conoces y/o controlas tus emociones, te pondrá en desventaja con alguien más colmilludo y con malicia. Esto la verdad aplica para todos tanto para heterosexuales como personas LGBTTTIQ+.

¿Qué daño nos provoca a las personas LGBTTIQ+ el no tener Educación Sexual de la Diversidad?

Sé que parezco disco rayado, pero es importante recalcarlo. También es bueno hacer énfasis, que esto está cambiando, pero las cosas van muy lento, en algunos países la situación es mejor que en otros, también sabemos que en algunos países ser gay o cualquier otra cosa que no sea ser heterosexual equivale a un rechazo social muy cabrón, e incluso pena de muerte, pero la meta a lograr es que en cualquier parte del mundo ninguna persona LGBTTTIQ+ tenga problemas por ser quien es y pueda vivir su sexualidad de forma totalmente plena. Entre los problemas que causa que realmente no haya educación sexual gay enlistaremos algunos de los que son más devastadores y pueden perseguir a alguien durante el resto de su vida:

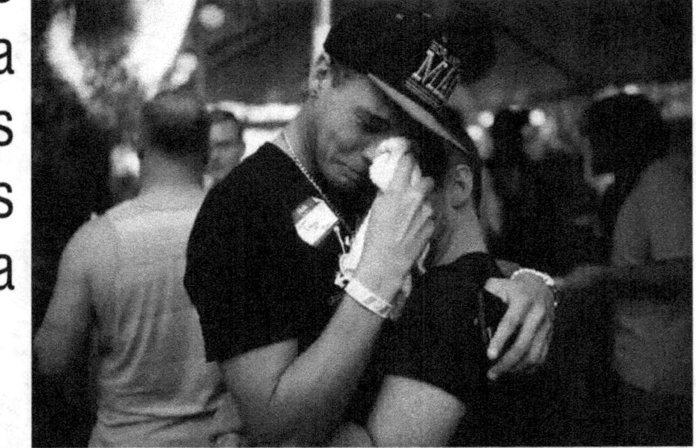

- Inseguridad a lo largo de tu vida
- Desconfianza absoluta a cualquier persona
- No poder ser sincero en cuanto a tus sentimientos
- Miedo o pánico a ser rechazado por ser tú mismo
- Reprimir lo que tú eres
- Una vida de falsedad para ti mismo
- Una vida infeliz porque no puedes ser pleno.
- Adquisición de Enfermedades de Transmisión Sexual, por ejemplo VIH por no saber cómo usar protección
- En casos extremos hay todavía muchas personas LGBTTTIQ+ que al no soportar todas estas presiones y ataques cometen suicidio.

Estas son algunas de las secuelas que nos deja esta falta de educación sexual, aunque ahora hoy en día afortunadamente hay más información objetiva y mucho más fácil de obtener, pero aún sigue habiendo gente que vive todo esto, sobretodo los que somos de 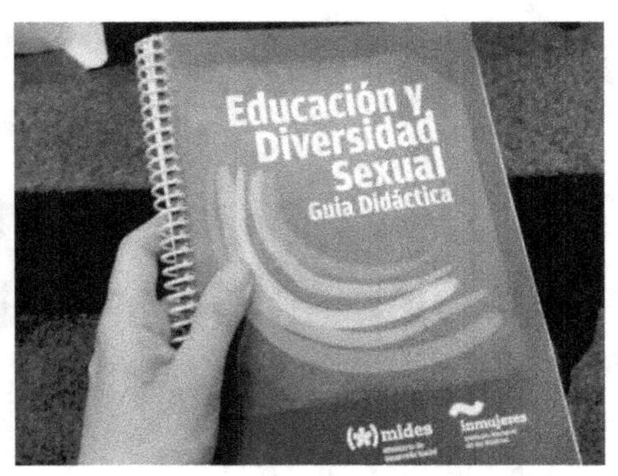generaciones anteriores, por decir los 80's para acá o antes. Porque también es importante comentar que los derechos y libertades que ahora muchos jóvenes tienen pues no fueron de a gratis, han costado la vida de muchos activistas y son muy recientes.

¿Cómo le ha hecho la comunidad hasta ahora?

Ahorita como mencionamos, gracias al internet y a las nuevas tecnologías uno se puede contactar con casi cualquier persona y obtener una respuesta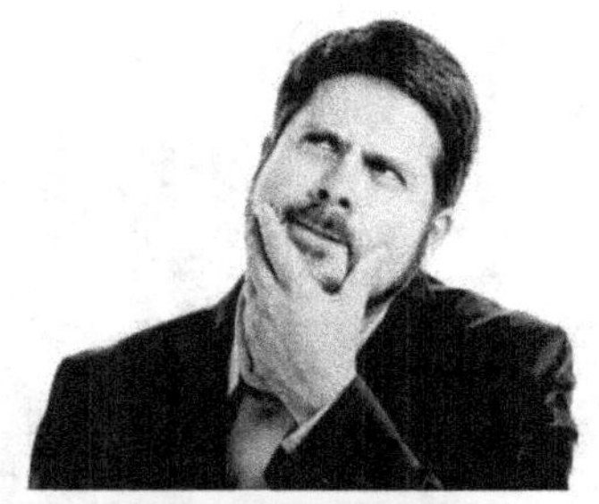

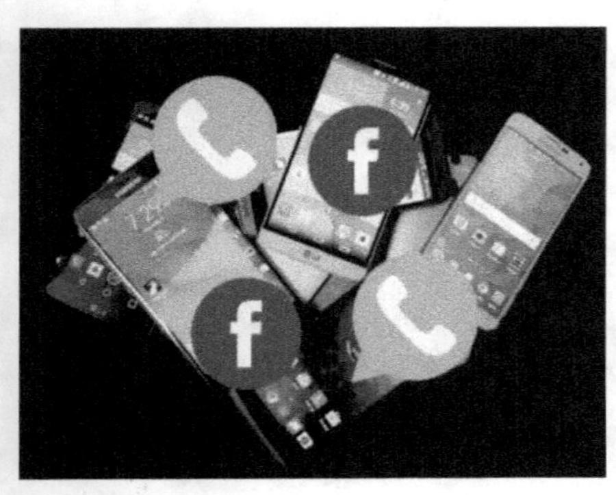

inmediata o casi inmediata. Pero hay que reconocer que realmente no está todo esto al alcance de todos. Los celulares cuestan dinero, el saldo cuesta y muchas veces es un lujo que muchas personas no pueden darse.

El no tener con quién hablar el tema de que uno no es heterosexual se vuelve complicado y lo que normalmente sucede es que "Alguien" nos enseña, casi siempre es alguien mayor, quien generalmente tiene un interés sexual en nosotros. Como sucede en el libro y película "Call me by your name".

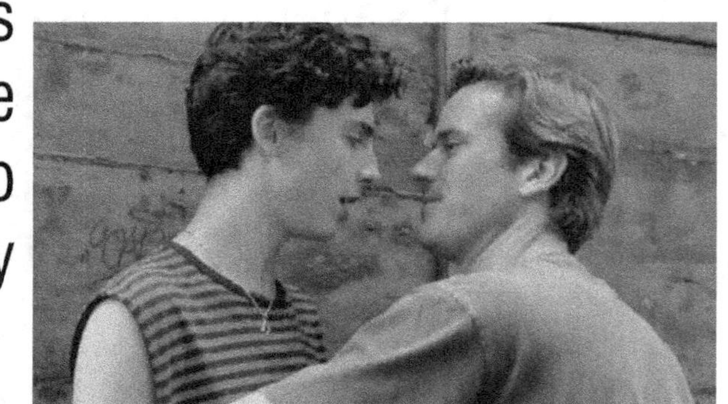

Y pues realmente la Comunidad LGBTTTIQ+ se las ha visto muy difíciles en todos estos años, porque hemos estado como dicen coloquialmente: "A la buena de Dios", por lo que hemos tenido que experimentar y como en el método científico: Prueba y error.

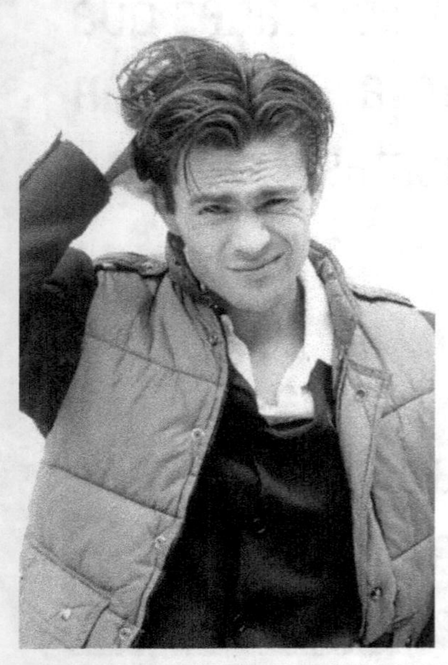

Esto se escucha fácil viéndolo desde afuera, pero la verdad no lo es. Muchos seguramente tuvieron la inseguridad, la confusión, la culpa al descubrir que no son heterosexuales. Por decir un ejemplo: Al tener un primer encuentro sexual gay, nos caen encima como una cascada de agua helada todos estos prejuicios, ignorancia, que nos generan una gran culpa, frustración y dolor físico y emocional. Además aceptarnos a nosotros mismos es

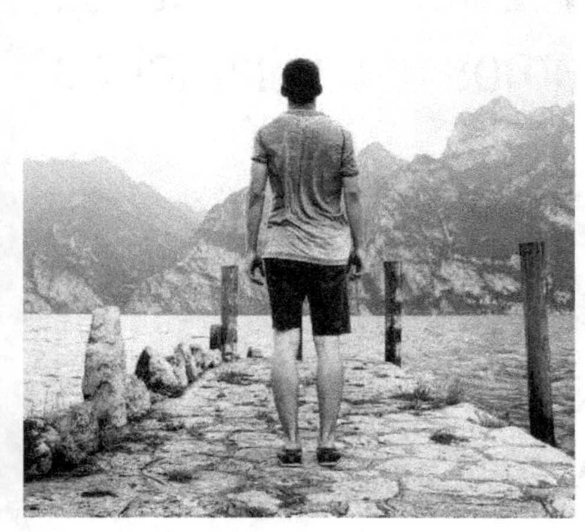

complicado y difícil (y eso siendo heterosexual), por lo tanto, siendo LGBTTTIQ+ es todavía más complicado, porque nos damos cuenta de que por no ser heterosexuales vamos a enfrentar mucho rechazo.

También algo que es complicado, es que si por ejemplo terminan contigo y eres de clóset, uno no tiene con quién desahogarse. No es como en un chico o chica heterosexual que va con la mamá, la hermana, la amiga y ya

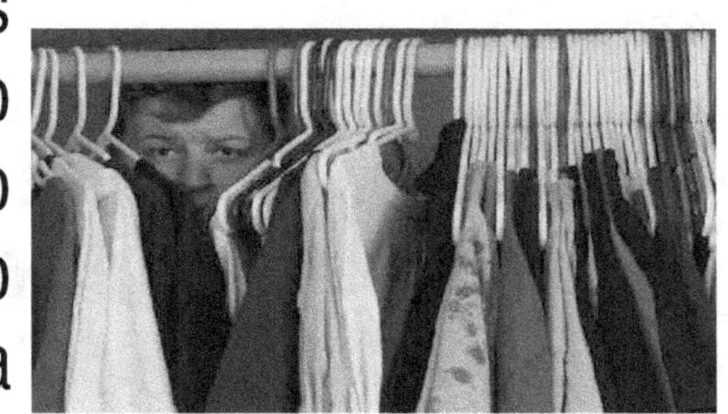

obtienen consuelo. Pero imaginemos esto: ¿Cómo le hace un chico gay de digamos 14 o 15 años de clóset, al que su novio le fue infiel o lo botó o peor aún que le contagió algo además de haber roto con él? ¿Se dan cuenta de la complejidad? ¿Ven toda la tensión acumulada que cargan muchos y muchas? Y eso que pusimos un ejemplo "no muy complicado" por así decirlo, porque si fuera una chica trans o un chico trans es todavía más difícil. Esto también suponiendo que fuera alguien que vive en una Ciudad, donde hay más información a la mano y la gente está un poquito más acostumbrada... pero imaginen esas mismas situaciones en una

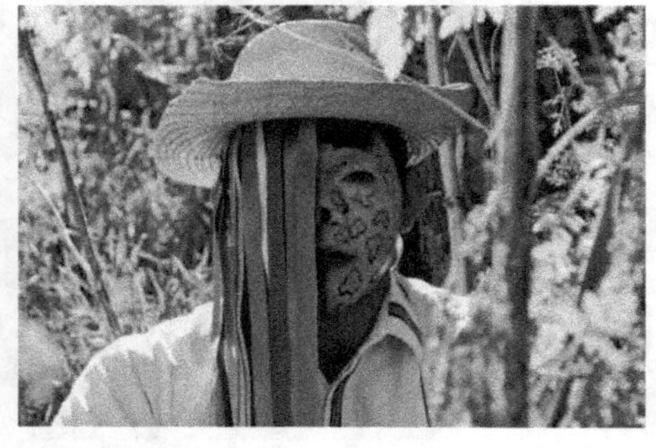

familia religiosa y super conservadora... o además de todo, (sin ofender a nadie) una familia que vive pobreza extrema... o siendo alguien que vive en un pueblo rural... ¿en una comunidad indígena? ¿Ven realmente cómo

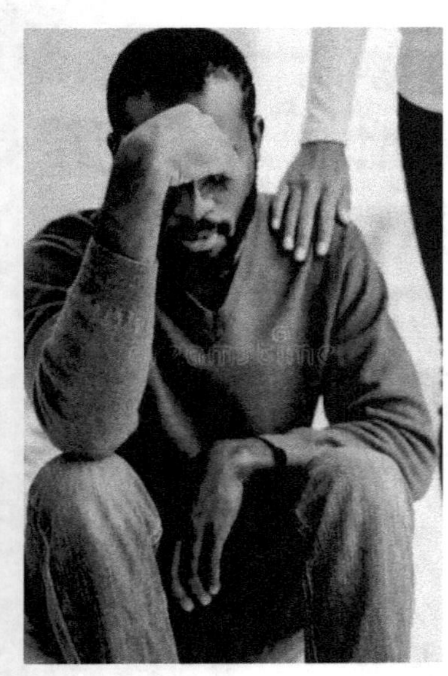

se complican las cosas cada vez más? Imagínense toda la presión con la que tenemos que lidiar todos los días las 24 hrs.

A muchos les ocurre que tenemos que aprender solos y a la mala todo esto, a superar esas decepciones amorosas, una y otra vez para seguir adelante con nuestras vidas.

Esto fue en el plano amoroso y emocional; pero hablando del plano sexual, ¿qué es lo que sucede?

Como mencionamos, al no haber una información clara uno tiene problemas para descubrir qué le gusta, cómo y por dónde. No es una sorpresa que cuando tenemos nuestras primeras atracciones, no sepamos ni cómo se hace ni qué nos gusta.

Otro detalle, es que debido a la falta de información objetiva, en la mayoría de los casos uno tiene que recurrir para aprender a la pornografía y no es que uno sea morboso, pero hay que reconocer que este tipo de contenido es muchísimo más fácil de encontrar que información de sexualidad LGBTTTIQ+, sobre todo ahora con el internet; esto en algunos casos resulta perjudicial, porque no es información objetiva, sino que se explota el morbo, los tabúes, y es una actuación donde se exagera muchas veces el placer, así como lo hacen

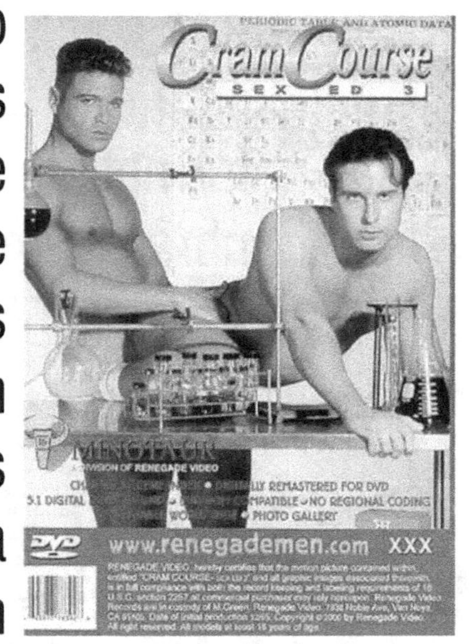

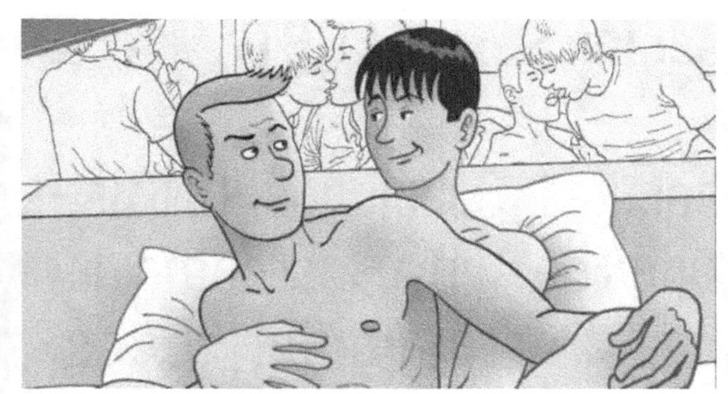

parecer muy fácil, porque los actores porno ya son gente experta en sexo que ya sabe prepararse y todo. Pero alguien virgen, cuando quiera tener su primera penetración por ejemplo, descubrirá que no es exactamente como en el porno. Lo que puede generar que esta primera experiencia sea traumática o desagradable.

Como antes se dijo, muchos y muches, empiezan a tener sexo en edades tempranas, (independientemente del motivo o razones que tengan), pero también por no tener información de sexualidad objetiva, también ocurre que encuentran a alguien mayor que no les cree que sean vírgenes y termina lastimándoles por lo que la primera vez es traumática y puede generar problemas para relacionarse o tener relaciones íntimas durante la vida futura de la persona que muchas veces son muy difíciles de superar.

Cabe mencionar también que por falta de información, muchos jóvenes no quieren usar condón, entre otras cosas porque ya no le temen a las Enfermedades de Transmisión Sexual o al VIH, porque como la ciencia ha avanzado "ya no se muere uno de eso". No es que tengas que tenerle "miedo" a contagiarte, pero si son cosas que se pueden prevenir y ahorrarte muchas molestias, o un tratamiento de por vida. ¿Para qué te arriesgas?

¿Y sí se ha producido material de Educación Sexual LGBT?

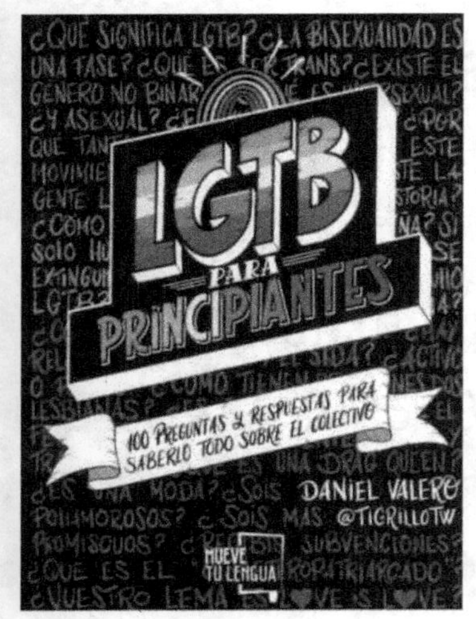

La respuesta es sí. Terapeutas, Sexólogos, ONG's, también Activistas y Grupos de Apoyo, así como de convivencia deportiva. Por ejemplo, todos recuerdan el libro infantil que sacó Ricky Martin sobre una pareja Homoparental; por decir otro ejemplo, el Libro de "Mamá, Papá, Soy Gay", así como folletos, estudios, encuestas, Programas de Televisión que, durante muchos años que han dado como resultado que el NO ser heterosexual es totalmente normal y natural, ya que incluso dentro de varias especies animales surge la homosexualidad de forma totalmente natural. También se han hecho numerosos estudios que determinan que las parejas de un solo sexo son capaces de ser buenos padres y no causa ningún perjuicio a los hijos criados por parejas de un solo sexo.

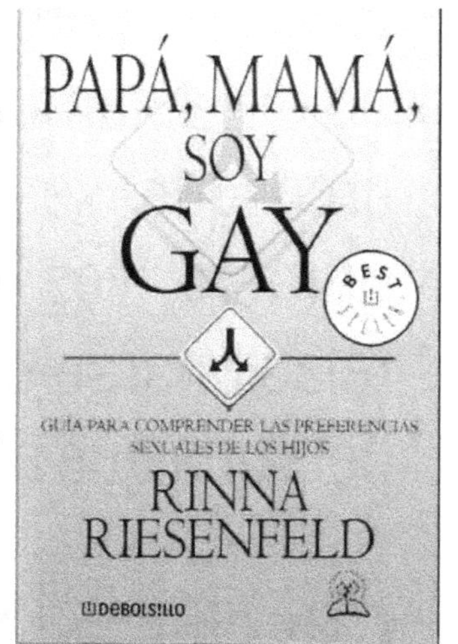

El problema es que este material, los grupos de apoyo e incluso los espacios de convivencia Deportiva, como el Trigay, Didesex, grupos de Apoyo como Cuenta Conmigo, normalmente, no llega a las familias y a las escuelas para brindar una educación sexual plena adecuada para cada edad y cada momento. Ya que todavía en muchos países se considera que "no es apropiado" que se le brinde educación sexual a los niños y adolescentes.

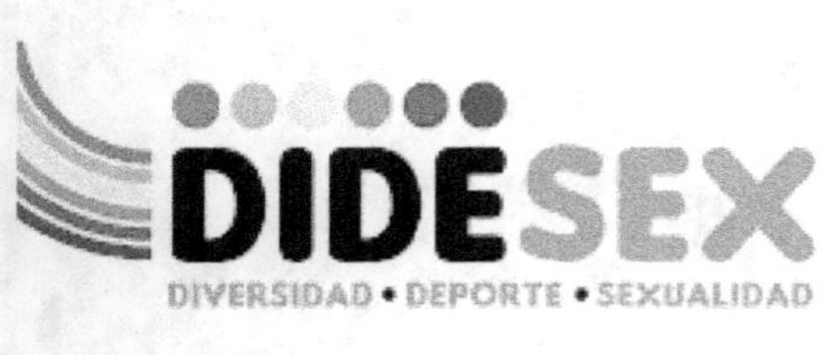

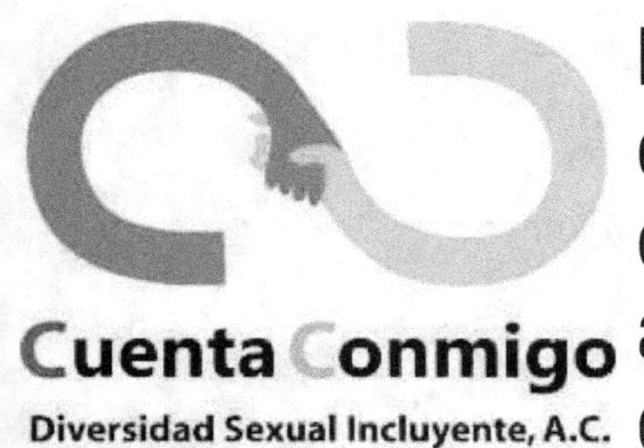

Estas barreras que todavía ponen políticos conservadores, autoridades educativas conservadoras, padres de familia e incluso autoridades religiosas son las que provocan que no llegue esta valiosa información en los momentos adecuados.

Por eso, los que buscan los libros, los grupos de apoyo, ya llegan por así decirlo "traumados" por toda esta construcción heteronormativa con los prejuicios, culpas, etc. Donde lo que buscan es precisamente liberarse de todo esto que nos hace daño, autoconocernos, aceptarnos, etc.

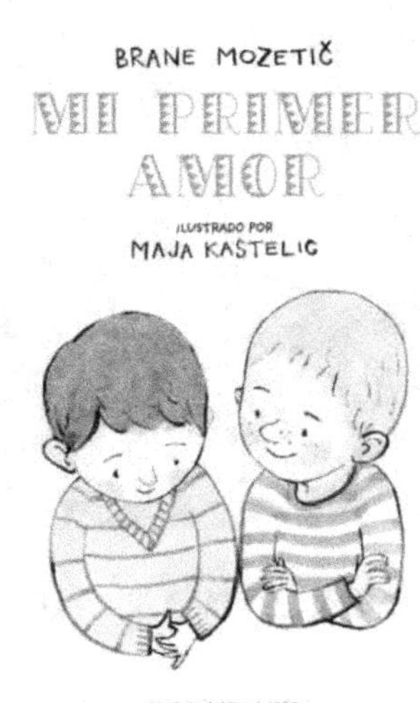

Es por eso que urge que todos seamos conscientes de la gran necesidad que tenemos de Aprender sobre Sexualidad de Manera Plena y Objetiva, no sólo con un objetivo de tener simple placer, sino como una forma de conocernos a nosotros mismos. Lo cual nos permitirá evolucionar como sociedad y poder encontrar soluciones a problemas más profundos.

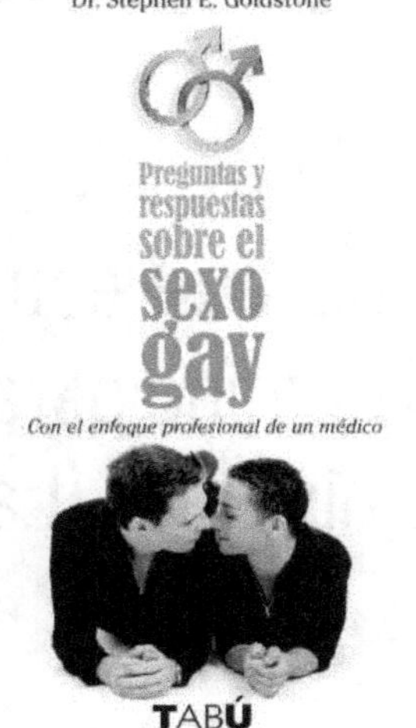

Además recuerda que tu cuerpo es tuyo, es el único lugar donde vas a pasar toda tu vida, entonces ¿por qué no conocerlo, explorarlo e incluso dominarlo?

Afortunadamente, cada vez hay más material disponible para conocer del tema, ya que muchos autores, científicos, psiquiatras, médicos,

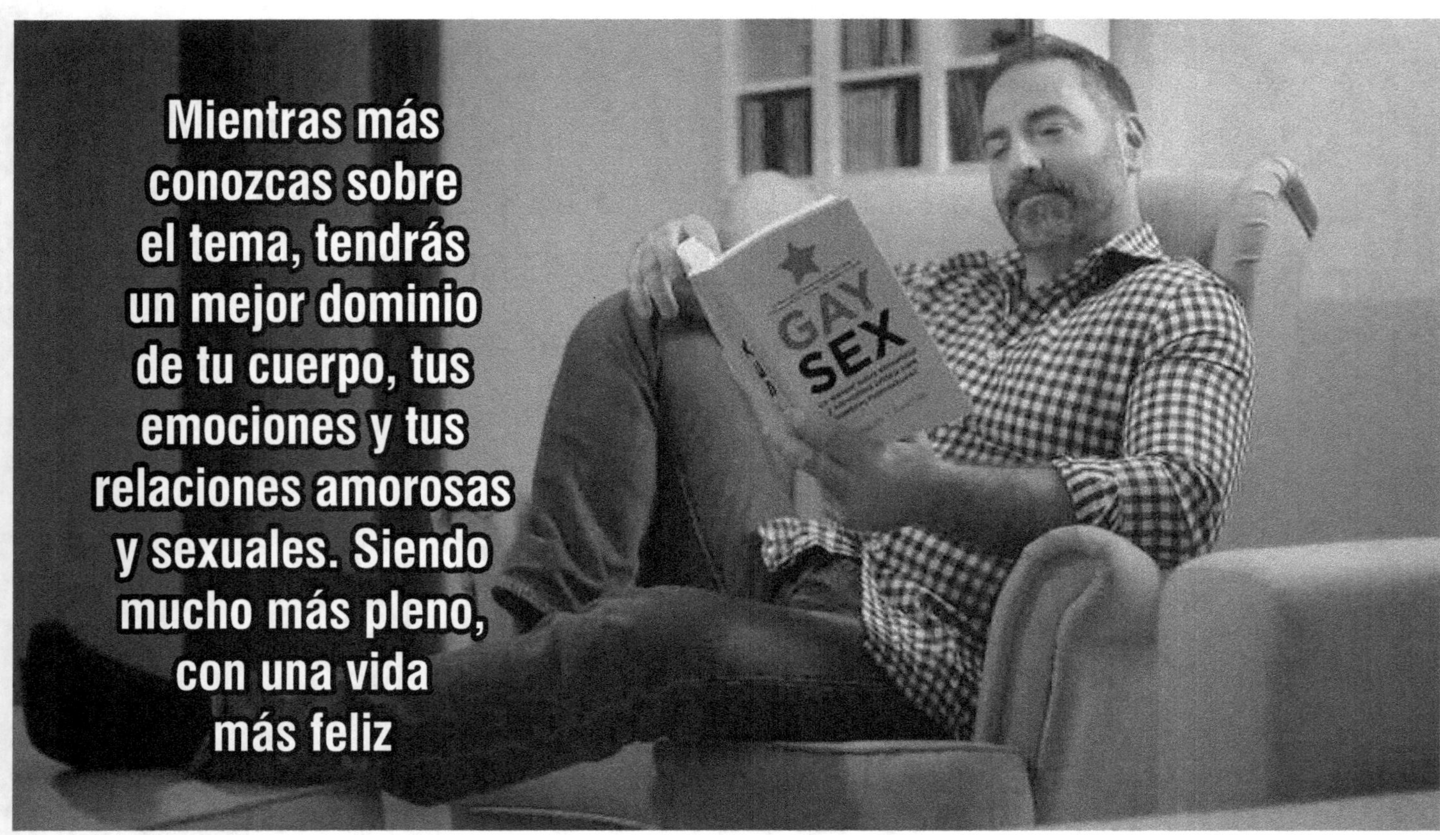

sexólogos, terapeutas, revistas como la nuestra, e incluso padres y madres de familia han creado material que pueda ayudarnos a todos a entender de estos temas que a final de cuentas pues no deberían de ser tan complicados como nos lo han hecho creer durante cientos de años. También se ha sabido de que también hay algunos grupos religiosos que están abriendo sus puertas también a la comunidad LGBTTIQ+, pero los avances no son tan rápidos como quisiéramos, o más bien, como se necesitan. Por eso LA EDUCACIÓN SEXUAL INTEGRAL hasta nuestros días sigue siendo una deuda social.

Con todo el amor del mundo, esperamos y deseamos que esto pueda ser una realidad dentro de poco. Seguimos en el camino para crear un mundo mejor. Tú también eres parte de la historia. ¡La Lucha sigue! ¡Ni un paso atrás!

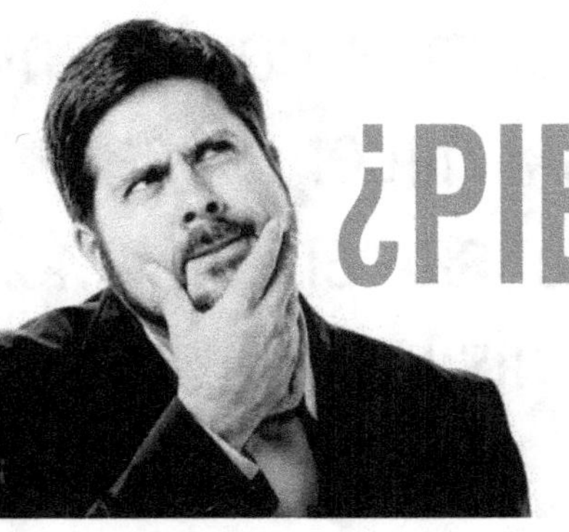

¿PIENSAS EN TU FUTURO?
¿Las Nuevas Generaciones Han Perdido el Rumbo?

Saludos a Todos mis queridos lectores. ¿Cómo les está yendo en este inicio de año? Yo ya empecé con mis ejercicios desde hace unos 3 meses y ya estoy viendo resultados. Espero que ustedes también se esfuercen por conseguir un cuerpo más saludable y más atractivo.

Justamente ahora que estamos hablando de ejercicios y de metas porque vamos iniciando un año y que todos nos planteamos propósitos, es cuando quisiera platicarles de un tema que pocas veces nos planteamos a nosotros mismos, el cual es: **¿Piensas en tu futuro?**

Esta es una pregunta que a muchos nos sacude, porque generalmente no lo hacemos. Normalmente cada vez que alguien nos pregunta sobre esto, evitamos la pregunta o damos respuestas vagas... Es verdad, nuestro futuro, lo vemos como algo muy lejano y nos enfocamos en vivir sin preocuparnos, muchas veces vivimos al día, sin

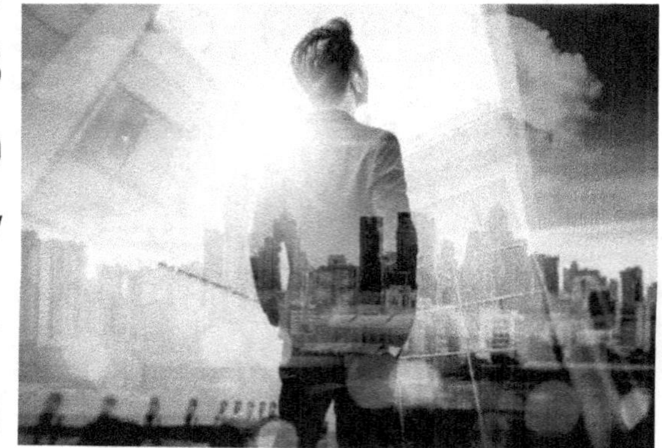

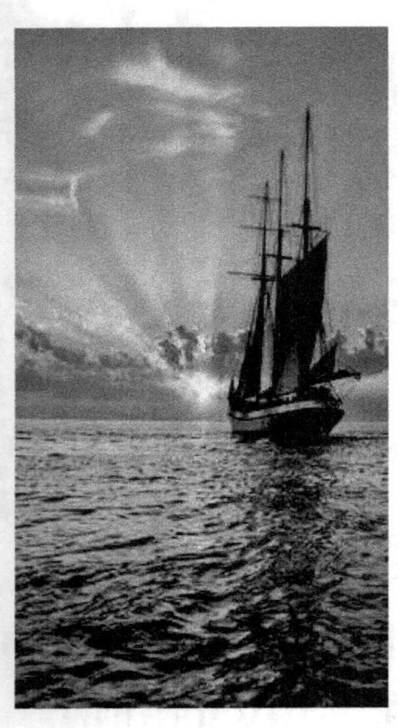

siquiera pensar en lo que hacemos hoy, ya ni se diga pensar en lo que vamos a hacer mañana o a una semana o un mes y pensar en un año es uuuuuufff algo que vemos lejanísimo.

Es por eso que precisamente quise tocar este tema, porque a veces al no pensar ni planear nuestra vida, vamos a la deriva como un barco de papel en el inmenso mar, sin ser conscientes de que más adelante se avecina una o varias tormentas a lo largo de nuestras vidas.

Esta es una de las razones por las que me he dado cuenta que la Comunidad LGBTTTIQ+ ha perdido fuerza y unidad, porque nos estamos disgregando y también los jóvenes han perdido un poco el rumbo de sus vidas porque no piensan a futuro. Caen en estereotipos y muchos desperdician su juventud al "vivir al día" pensar solamente en tener encuentros sexuales (que no es malo), pero tampoco tiene que ser tu propósito de vida solamente tener sexo.

Es verdad, muchas veces nos dejamos deslumbrar por la

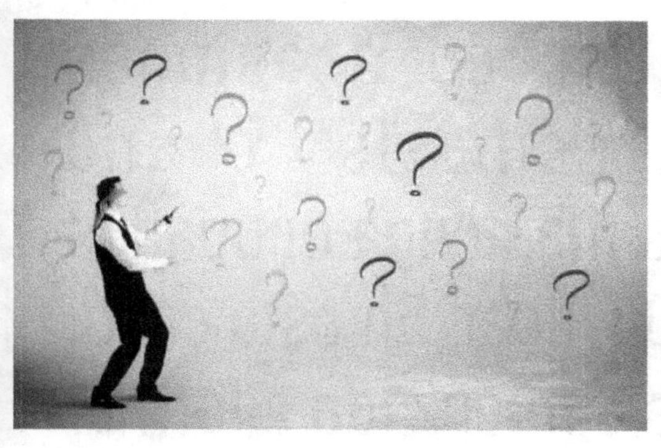

búsqueda de placer y perdemos el enfoque de nuestra vida.

Cabe mencionar que esto no es un regaño dirigido a nadie, ni a jóvenes ni a adultos. Pero es una realidad que le pasa a todos. Por otro lado, estoy seguro de que nadie lo ha hecho, pero puedes preguntarle a una persona de la 3ra. Edad: ¿Qué sueños tenía cuando era joven? En una gran mayoría de los casos, uno se sorprende de que un gran número de personas saca una larga lista de sueños y cosas que quería hacer, proyectos, esperanzas que no se lograron. A veces sí logran algunos, pero la mayoría quedan en el olvido o ya no se pudieron realizar porque pasó el momento, nos llegó la oportunidad y no la aprovechamos o no la supimos reconocer.

¿QUÉ HA SUCEDIDO AHORA CON LA COMUNIDAD LGBTTTIQ+?

Puede que algunos no estén de acuerdo, pero como mencioné he visto que las nuevas generaciones han perdido el rumbo, que sienten que porque se han ganado algunas pequeñas libertades en algunos lugares y algunos derechos, ya la lucha está ganada y ya no hay nada que hacer. Por lo que al no tener un objetivo común se han disgregado muchos y también

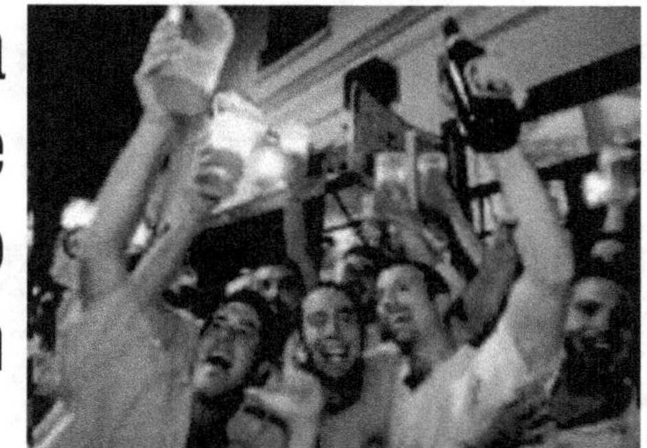

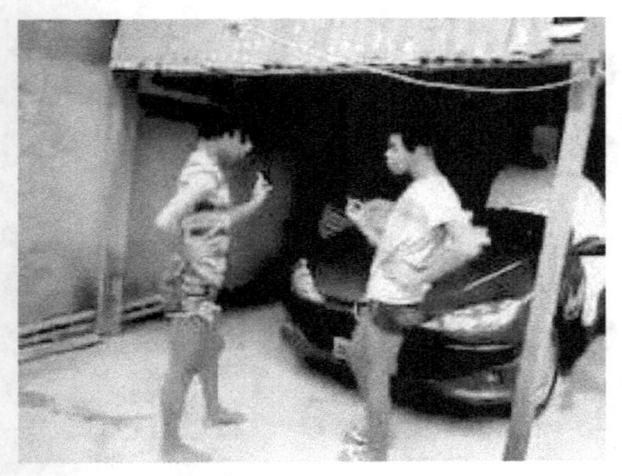

es una realidad, que en ocasiones necesitamos un "némesis" o una "motivación" que nos mantenga ocupados o que nos lleve a algún lugar. En este caso, he notado que hemos comenzado a formar "subgrupos" y nos hemos comenzado a atacar entre nosotros. Que si son "Las Pasivas", "Las Activas", "Las Vestidas", "Las Musculocas", etc.

Otro aspecto que también es bueno mencionar, es que los medios de comunicación y también las empresas, desde que se dieron cuenta de que la Comunidad LGBTTIQ+ tiene mayor poder adquisitivo porque al no tener hijos (o cuando menos no hijos de manera descontrolada como los heterosexuales) administran mejor sus gastos. Lo que llaman "El Dinero Rosa". Por lo que buscan y/o crearon estrategias para que la Comunidad se vuelva consumista. Justo aquí es donde entra la manipulación: Nos han impuesto, Comportamientos, Estereotipos de Belleza, Estereotipos de cómo debe ser un Gay, la ropa que debes usar, los programas que debes de ver, incluso qué artistas tienen que ser "tus ídolos", también nos han metido

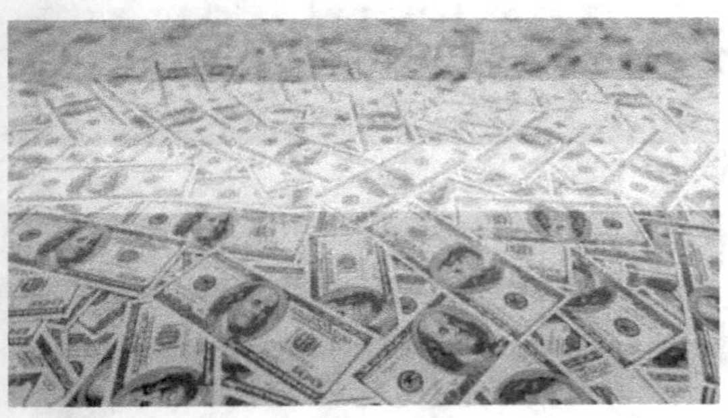

la idea de que "por ser LGBTTTIQ+, tienes que saberte todos los chismes de la televisión y los artistas".

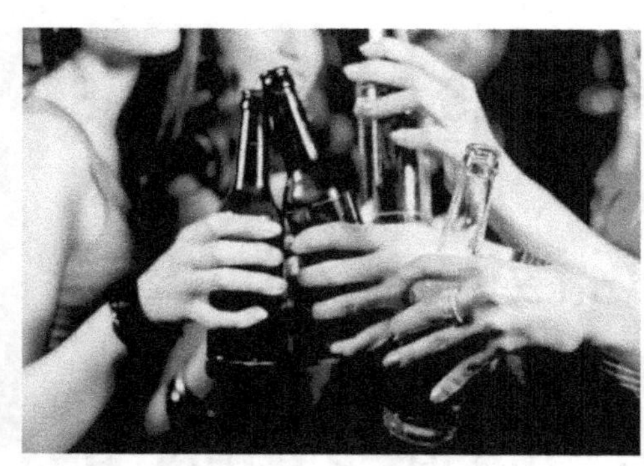

Otro punto de vista, es que desde hace como unos 30 años para acá, nos han metido mucho en la cabeza (no solamente a la Comunidad LGBTTTIQ+ sino en general) el "VIVE EL AHORA", "VIVE AL MÁXIMO", que por un lado no es una mala idea. El problema es cómo lo han manejado.

Este mensaje que nos han metido en canciones, programas de televisión, comerciales, etc. Te hacen pensar que la vida es "demasiado fácil", que todo te va a llegar solo porque tienes una actitud de vivir al máximo... pero no es así. Sí hay que vivir de manera auténtica y buscar la plenitud, pero no hay que cegarse por un mensaje vacío. Haciendo un análisis... ¿qué tipo de personas ponen en los comerciales? ¿En los programas de televisión? ¿En los videoclips musicales? ¿En las telenovelas?

Siendo objetivos y analíticos, te ponen casi siempre "Gente Rica", "con Dinero", "Sin preocupaciones", que puede hacer lo que quiera porque no tienen esas responsabilidades como "Trabajar" "Ganar dinero para la Renta", "Mantener una familia", etc. Muchos de esos personajes

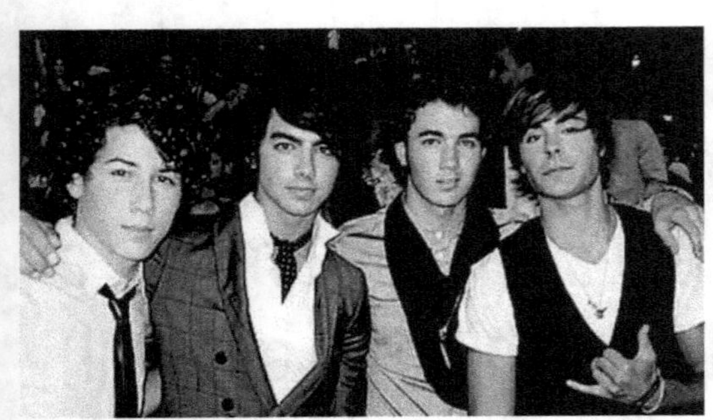

siempre son hijos de gente con buenos trabajos, que les pagan buenos sueldos, que tienen casa propia grande, que no tienen que preocuparse de pagar renta, de comprar la comida, que les alcance el dinero, de hacer sacrificios y no poderse dar un lujo, porque el dinero no alcanza y la lista puede seguir.

Pero la verdad, siendo objetivos y analíticos, rara vez verás en la TV a la gente de clase media para abajo, a menos que sea una historia dramática, que intente denunciar una realidad, o que sea de esos programas manipuladores donde también te meten la idea de que los problemas se resuelven "rezando", o que 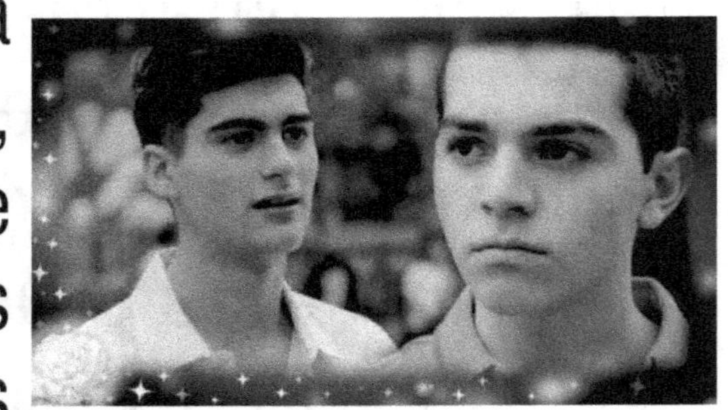 si te pasó algo malo, pues tienes que aceptarlo y vivir "jodido" toda tu vida, al fin que "ser pobre es la verdadera felicidad".

Este tipo de cosas son espejismos, donde si realmente no tienes objetivos ni metas, o cuando menos te empiezas a preocupar por lo que será de ti en un futuro cercano, te puedes llevar GOLPES MUY DUROS EN LA VIDA.

LA JUVENTUD Y LA SALUD NO ES ETERNA

Ya indiqué que en la Televisión la vida "siempre se te resuelve

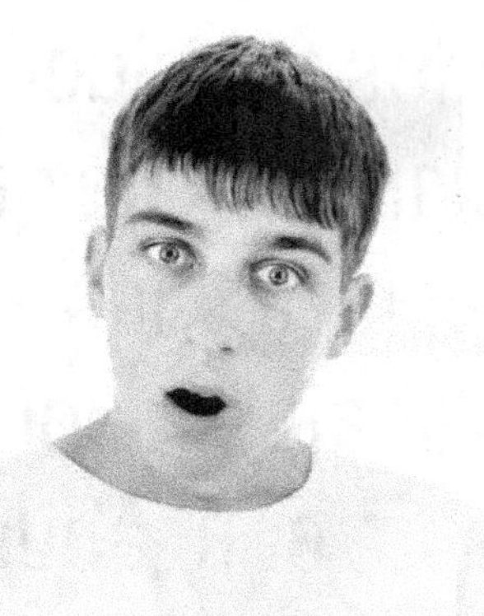

sola", pero generalmente los programas de televisión en su mayoría están fuera de la realidad. Muchos piensan que van a ser jóvenes, fuertes y saludables toda la vida, pero desafortunadamente NO ES ASÍ. Y es una de las tácticas de ventas más exitosas, prometer juventud en tratamientos de belleza, dietas, gimnasios, "productos milagrosos para gente floja", cirugías estéticas, etc.

SI NO ESTUDIAS Y NO TIENES UNA CARRERA, UNA VEZ QUE DEJES DE SER JOVEN, LAS OPORTUNIDADES SERÁN CADA VEZ MÁS ESCASAS

Es una gran realidad que nos hemos encontrado todos los que tenemos de 30 años para arriba, es más, de 25 años en adelante. Hay que ser realistas. Las empresas no contratan tan fácil a alguien de

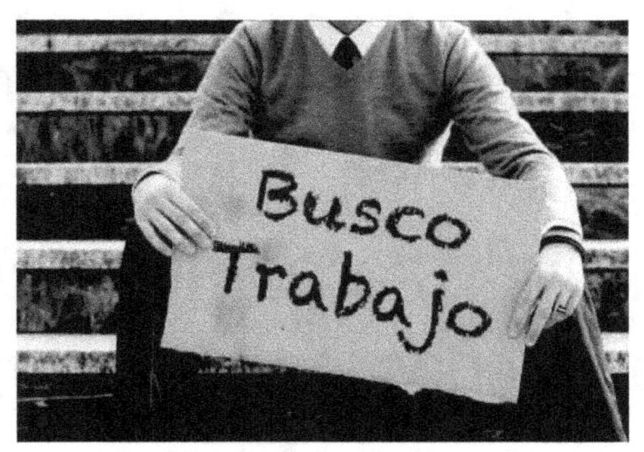

25 años a 30 para cualquier puesto si no tiene estudios. Si no tienes una carrera universitaria, o una Carrera Técnica, mínimo un oficio; encontrar un trabajo, o ser autosuficiente será muy pero muy complicado.

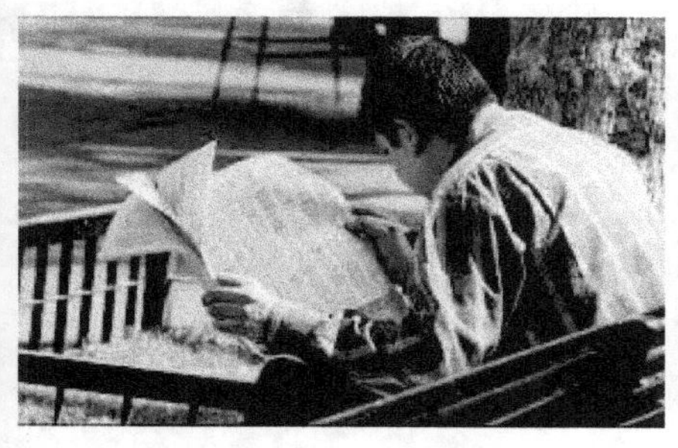

Todos sabemos que las Empresas buscan pagar lo menos posible a los empleados. Si no tienes estudios que te amparen, te tocarán los

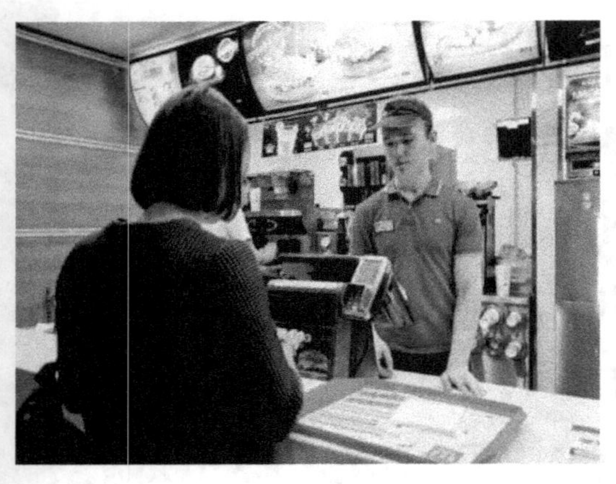

peores trabajos, los que todos consideran "de fracasados" y hago aclaración de que no buco denigrar a nadie ni a ninguna profesión. Pero de los trabajos peores pagados y más explotados con abuso hacia el trabajador, están por ejemplo, los de limpieza, cajero en un supermercado (donde esas cadenas son super explotadoras, por ejemplo, muchos de los empleados trabajan 8 horas o más sin que los dejen sentarse. Ya que si los ven sentados, los empiezan a joder los supervisores o gerentes), empleos en restaurantes de autoservicio como Mc Donalds, obreros en una fábrica, meseros y conste que estamos hablando de empleos donde puede que te den prestaciones aunque el sueldo sea muy mal pagado, porque lo dicta la ley, porque también hay que decirlo, muchas empresas pagan salario mínimo porque lo obliga la ley y si pueden todavía te pagan menos escudándose en recovecos legales... o puede que el único trabajo que encuentres sea en uno de los cientos de empleos mal pagados y sin prestaciones en pequeños negocios, empresas abusivas que hacen cosas fuera de la ley, o en la economía informal.

Cabe destacar que LA GRAN MAYORÍA DE LAS EMPRESAS SON MUY INGRATAS en lo que corresponde al trabajador, donde ante cualquier crisis económica o baja en las ganancias que tenga la empresa, lo primero que hacen las empresas es despedir gente en los puestos más bajos. Porque para ellos la gente o 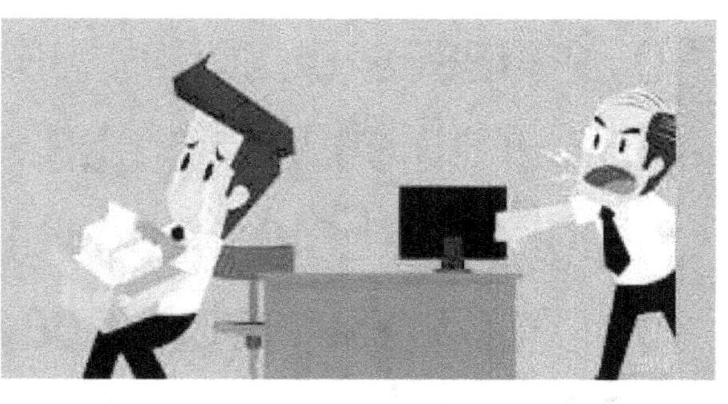 mano de obra siempre ha sido "DESECHABLE", porque sin importar si eres buen trabajador, productivo, pues te tocó recorte. Y lo que piensan es "al rato contrato gente nueva", "al fin que siempre va a haber gente con necesidad de trabajar por minisalarios".

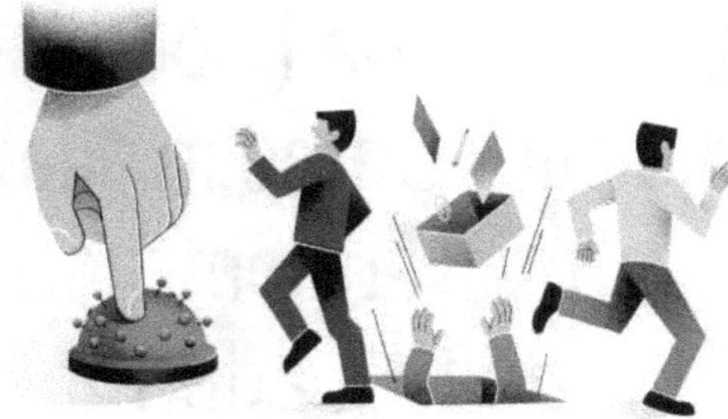 Como muestra basta un botón con un ejemplo fresquecito y que todavía se vive hoy en día: Ahora que empezó la pandemia del COVID, lo primero que hicieron muchas empresas fue despedir gente en la gran mayoría de los casos injustificadamente, obligándolos a renunciar, para pagarles menos dinero, porque no es lo mismo que te despidan, porque te tienen que dar "LIQUIDACIÓN" que es más dinero; pero si renuncias tú te toca un "FINIQUITO" que es menos dinero; además hay que también hacerlo visible, la gran mayoría de las empresas operan de modo muy abusivo en lo que a despidos se refiere. A nosotros nos han llegado casos de gente que nos pide asesoría legal, porque no les quieren pagar la liquidación, o se las hacen laaaargas, retrasándoles el pago que les corresponde y que deberían de otorgar de inmediato hasta 2

o 3 meses después de "la renuncia voluntaria", con el objetivo, de que el trabajador ya no pase a recogerlo. Esto es un rumor, pero también se dice de boca en boca que muchas empresas dan bonos a los trabajadores del departamento de Recursos Humanos, cuando obligan a renunciar al empleado para no darle la liquidación que le corresponde, o cuando logran que el trabajador

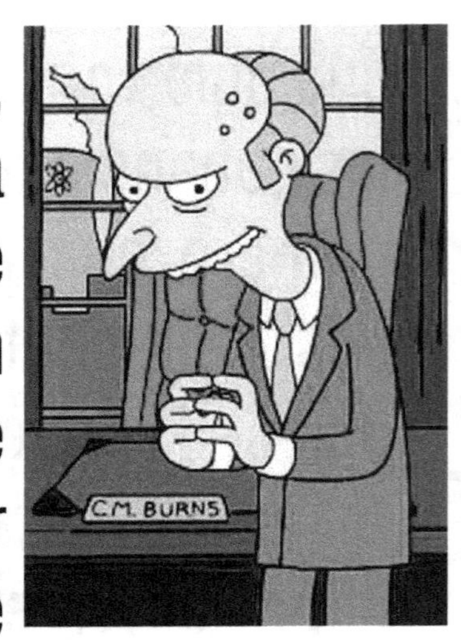

no recoja su cheque de finiquito. Incluso muchas empresas, ilegalmente buscan la forma de que el trabajador no cuente con Recibos de Nómina, donde tampoco les dan copia del contrato, para que en el caso de que quiera demandar no pueda hacerlo, porque no tiene "cómo comprobar que trabajó allí". Como lo dije

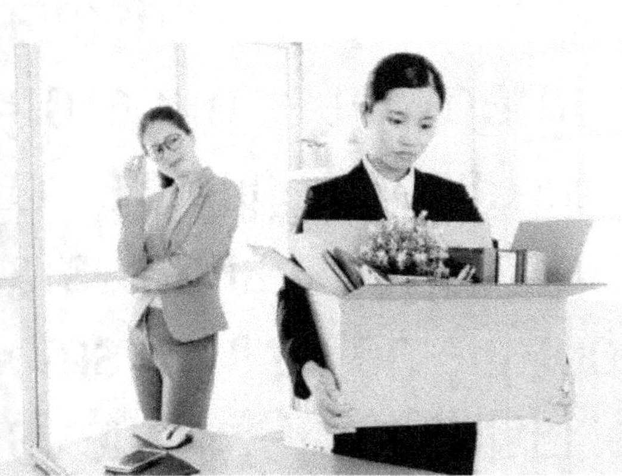

son realidades de las que la gente no habla hasta que te pasa; además súmale que si no estudiaste y no conoces la Ley Federal del Trabajo de tu país, con eso estás permitiendo que cualquier "Patrón" o "Empresa" haga contigo lo que quiera y abuse con total impunidad, "al fin que no sabe cómo defenderse legalmente".

JAIME, 30 AÑOS: Yo comento lo que me pasó, en uno de los tantos trabajos que he tenido, para que no le pase lo mismo a muchachos y muchachas más jóvenes, yo trabajé en un call center, en una campaña de ventas, donde nos trataban muy mal.

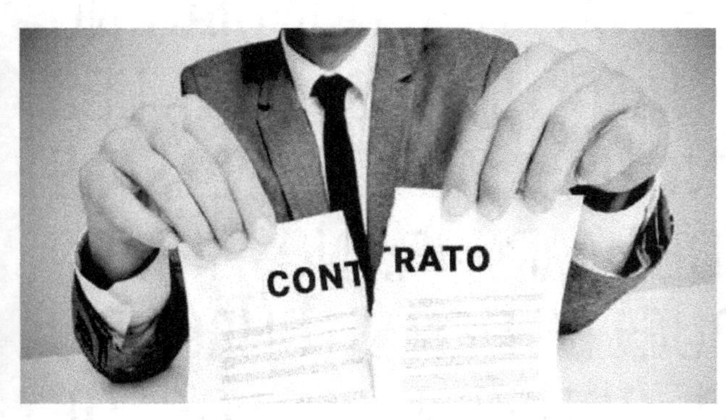

El problema fue que cuando quise renunciar, la tipa desgraciada que me atendió me hizo firmar renuncia y yo de estúpido la firmé. Y me dijeron que mi pago iba a estar en 2 semanas. Así me tuvieron 3 meses como pendejo, en que estuve llamando y me decían pretextos estúpidos, de que no estaba listo mi pago, que la persona encargada había salido de vacaciones, etc. Y en una de esas que me enfurecí y fui a reclamar en persona, me dijo muy cínica la vieja que no me iban a pagar, porque había firmado que ya me habían pagado y que no se me adeudaba nada. No le di un trancazo a la vieja ésta, porque no sé como me contuve... La única forma en que conseguí que me pagaran, fue porque fui a hacer un escándalo 3 días seguidos con los que estaban contratando diciéndoles a los que se estaban postulando que no trabajaran allí, porque tenía 4 meses esperando que me dieran mi finiquito. Y después de la última vez, en la que me puse muy perro, qué casualidad que uno de los jefes de Recursos Humanos se apareció con mi cheque con tal de que no siguiera haciendo escándalo diciendo lo que hacían en esa empresa para no pagarles a los trabajadores lo que les corresponde. No fue la única vez que enfrenté abusos en los empleos que he tenido, pero ese fue el peor de todos. Por

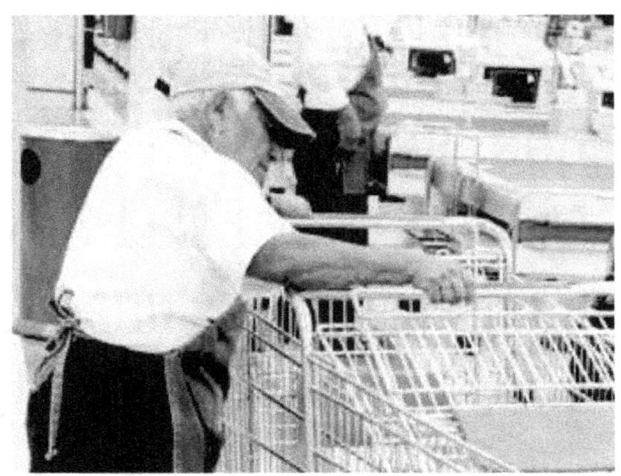

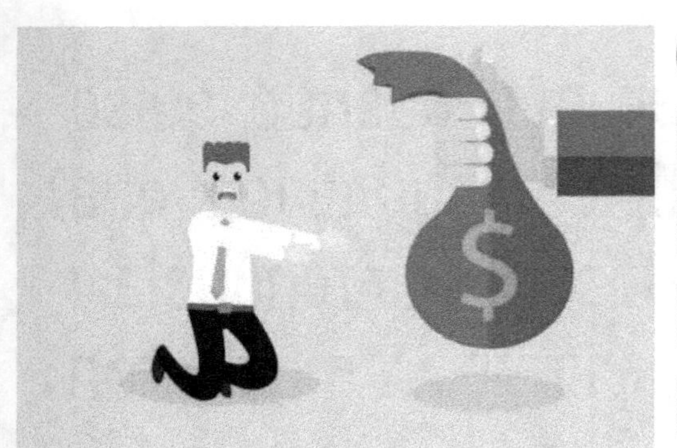

eso les digo : SI VAN A RENUNCIAR NO LES FIRMEN NADA HASTA QUE LES PAGUEN. AUNQUE LOS TRATEN DE ESPANTAR O DE MAREAR, NO FIRMEN NADA HASTA QUE LES DEN SU CHEQUE O SU PAGO. NO CONFÍEN EN LOS DE RECURSOS HUMANOS. NO SON SUS AMIGOS. Ellos siempre van a estar de parte de la empresa y protegiendo a la empresa, NO al trabajador.

Cuando uno tiene de 18 a 20 años, es muy fácil encontrar trabajo y casi en cualquier lugar te van a contratar rápido porque eres joven y "no estás maleado" también hay que mencionarlo, generalmente los jóvenes sin experiencia no conocen los derechos laborales y aceptan casi cualquier salario, porque como viven generalmente con los papás, no tienen gastos fuertes como pagar renta, servicios, comida etc.

¿PARA QUÉ SIRVE ESTUDIAR?

Yo recuerdo mucho una película que en el español le pusieron "LA ESCUELA DEL VICIO" que su nombre original es "DANGEROUS MINDS" (MENTES PELIGROSAS), donde básicamente es una maestra que tiene una gran vocación de sacar adelante a los adolescentes y

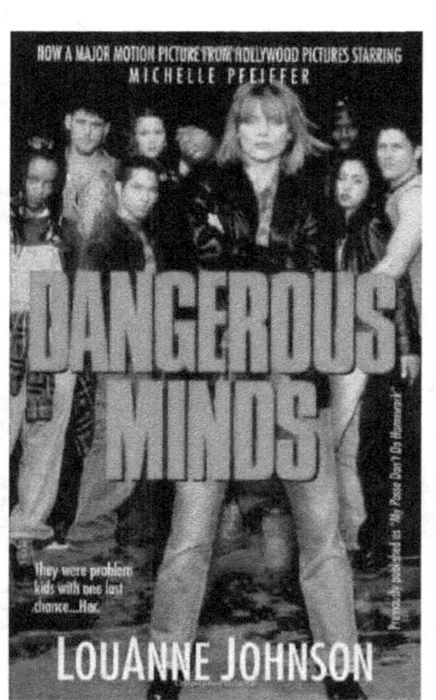

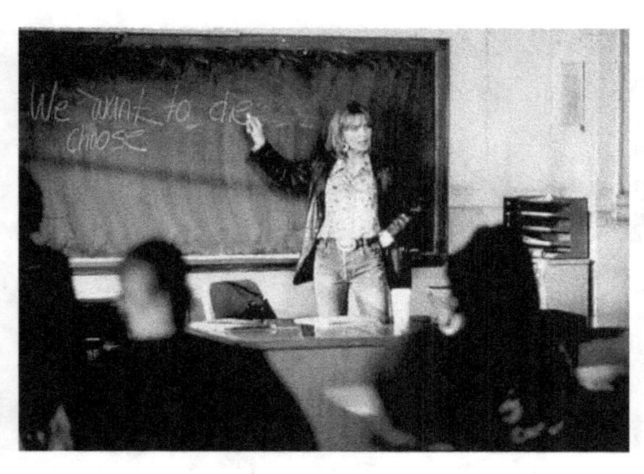

de que lleguen lejos en sus vidas y la ponen a enseñar en una escuela en un barrio de los más pobres, donde muchos de los alumnos son adictos, pandilleros, de los que se sienten muy rebeldes al no estudiar, etc... El caso es que yo me acuerdo de una escena en particular, donde los alumnos le están diciendo a la maestra que la escuela es una pérdida de tiempo porque la mayoría de lo que aprendan no lo van a usar, que es mejor ponerse a trabajar y ahorrar dinero o vender drogas para tener "mucho dinero rápido" y no "desperdiciar su juventud". Lo que me gustó mucho y que se me quedó grabado fue que la maestra les pone un ejemplo. Les dice algo así como: "Ok, está bien. Puede que en este momento les parezca una pérdida de tiempo. Pero estudiar y tener un título universitario es como cuando te vas a pelear. Si estudias es como si entrenaras, hicieras ejercicio y aprendes técnicas de pelea. Si nunca te peleas, puedes decir que todo ese entrenamiento fue una "pérdida de tiempo". ¡PERO! Si un día alguien te ataca o te golpea SERÁS MUCHO MÁS DIFÍCIL DE DERRIBAR Y DE DERROTAR. La vida es muy culera. Si no te preparas y cuando te llegue una situación difícil, si no estás preparado, no tienes un buen trabajo, estudios para saber cómo

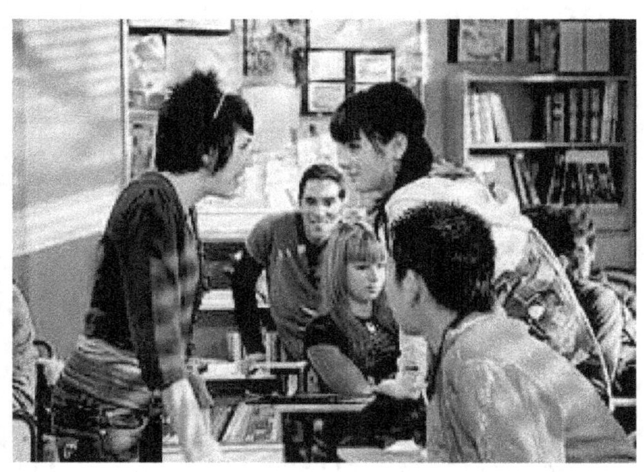

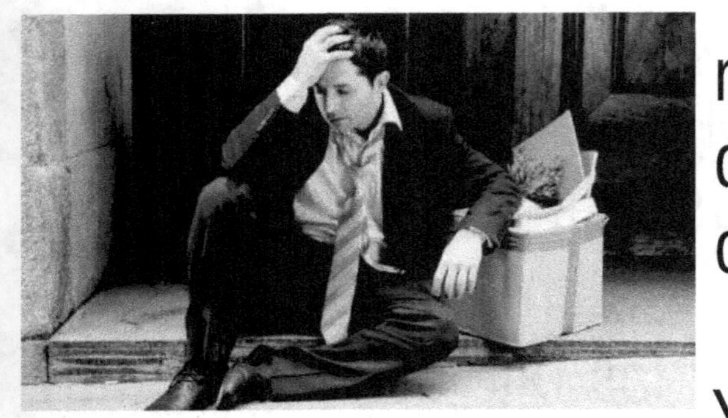

resolver el problema o los problemas que se presenten... la vida te aplastará como un gusano indefenso".

Y es la verdad, si no sabes hacer nada y te corren del trabajo que tienes, va a ser mucho más difícil que encuentres un trabajo de lo mismo. Si tienes un título que te respalde, podrás encontrar más fácil un trabajo, sobretodo si tienes más de 30 años. Esto no es broma, es una realidad, si no me creen, pues pónganse a ver los anuncios o vacantes de empleo, vean cuánto están pagando, qué es lo que quieren que hagas y cuál es la edad máxima que están solicitando para la mayoría de las vacantes. Como ejemplo, yo tengo unos amigos que tienen más de 40 años, uno de ellos tiene 47, con la pandemia, le tocó recorte de personal y ahora que estuvo buscando trabajo, se tardó 4 meses en encontrar algo más o menos similar a lo que tenía antes. ¿Por qué? Porque la mayoría de las empresas contratan gente máximo a los 45 años, entre otras cosas, porque no quieren pagarle jubilación a gente que ya está vieja, o que también la gente mayor ya empieza a tener más enfermedades y achaques, por lo que tampoco quieren estar dando permisos para ir al médico, o que tengan que aportar para la jubilación. Otro aspecto, es que la edad también te da experiencia, una persona mayor, es más difícil de

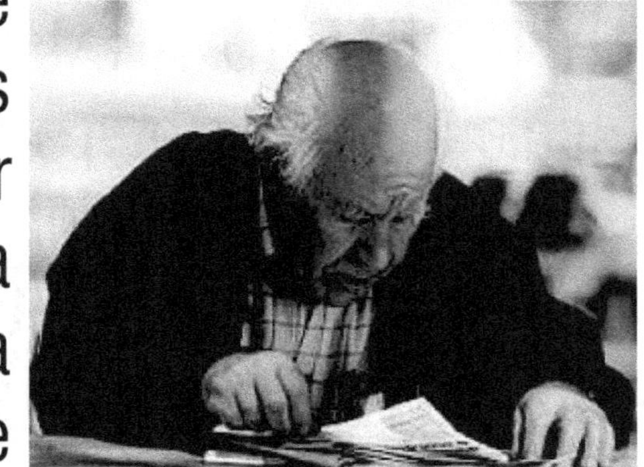

manipular para que trabaje más tiempo sin paga extra, así como es más probable que conozca más de sus derechos y los haga valer, porque posiblemente ya le tocó vivir varias injusticias en trabajos anteriores.

¿QUIERES GANAR MUCHO DINERO? ¡ESTUDIA Y PREPÁRATE!

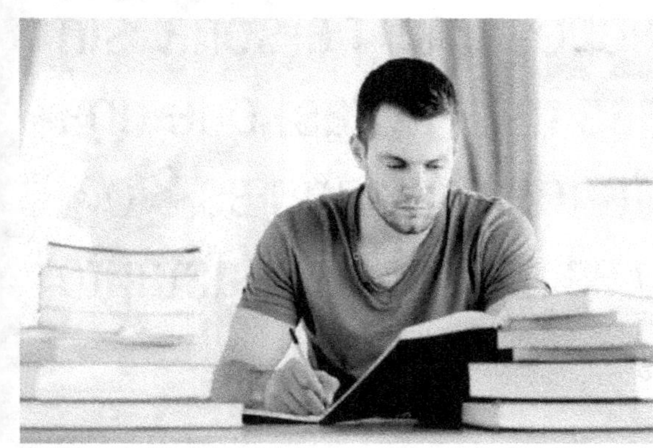

Hablando con la vedad, es de los mejores consejos que les puede dar cualquier persona. Normalmente, la gente se va generalmente por el dinero a corto plazo para resolver sus necesidades y se olvida de estudiar y prepararse. Pensando que sus ingresos siempre van a ser iguales, pero en este mundo tan cambiante la vida da muchos giros inesperados. Donde por ejemplo en la pandemia, los primeros afectados y a quienes realmente la economía les dio más duro, es la gente que no estudió, que no tiene una carrera y no tiene un ingreso fijo ni prestaciones de ley. Gente que como muchos sabemos tenía un pequeño negocio propio, una pequeña fondita, o que subsistía mediante la economía informal, pero ¿qué pasó? Esto nos sacudió a todos y todavía no se acaba, pero muchos negocios cerraron, se tambalearon, porque hay que tomar las medidas sanitarias, además de que ya

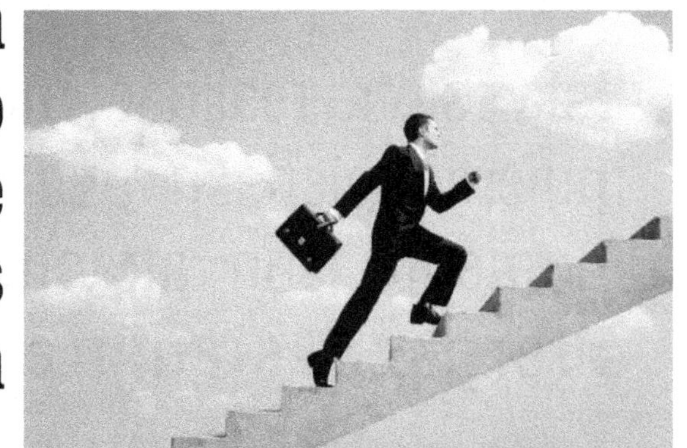

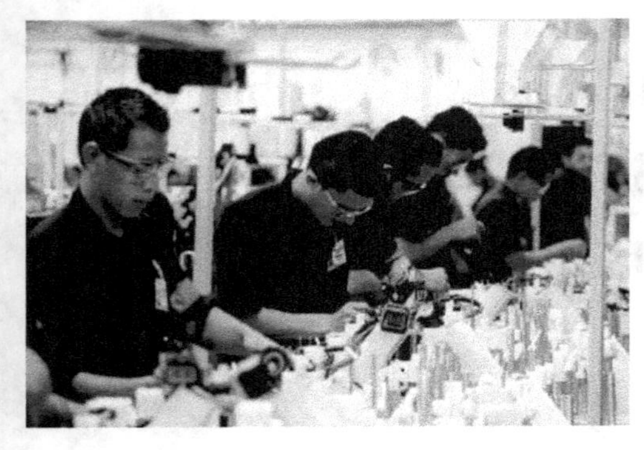

no hay la misma cantidad de gente en las calles que eran clientes potenciales para muchos negocios diferentes.

Esta es otra realidad, un trabajo de obrero es mucho más pesado, cansado y fastidioso que un trabajo que puedas obtener si tienes una licenciatura o maestría. Esto es un hecho, una persona sin estudios gana muy poco y trabaja muchas más horas, que una persona que tiene un título universitario donde el salario es 3 o 4 veces más alto, además de que el trabajo es menos desgastante físicamente y son menos horas de trabajo.

Además, se oye también feo, pero en los momentos de crisis, a los primeros que corren son a los obreros, no a los supervisores, jefes, directivos y gerentes. Tú decides si quieres estar con "los desechables" o con las personas que son más indipensables y que no tan fácil las despiden.

LO MÁS PROBABLE ES QUE NO VA A LLEGAR NINGÚN PRÍNCIPE AZUL A RESCATARTE NI A MANTENERTE

Esta es otra realidad, muchos hombres y mujeres piensan que porque en este momento son atractivos y tienen el cuerpazo siempre van a poder

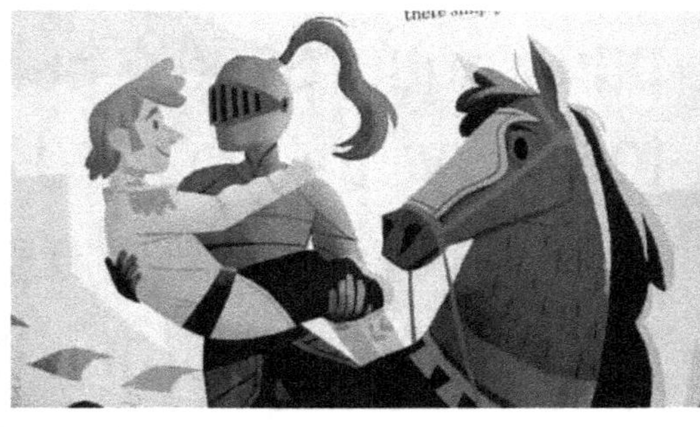

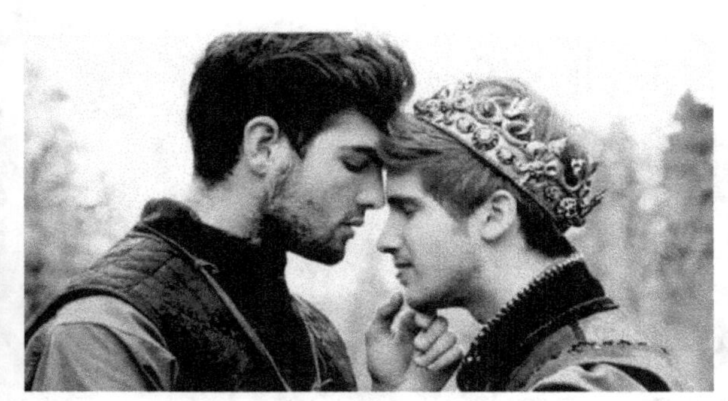

conseguirse a "alguien rico y guapo" que los va a sacar de la pobreza y los va a mantener y ya todo va a ser una vida llena de Dinero, Lujos y Felicidad. Pero igual hay que abrir los ojos: Ésa es una imagen falsa que nos han dado los cuentos de hadas y las telenovelas: De que la sirvienta de repente conoce al rico que la ve guapa y buena y se enamora de ella, se casan y la saca de pobre. O el chico que se pone a chichifear a algún viejo rico o mínimo con un buen trabajo y poder adquisitivo para que lo mantenga. La Cenicienta y los Cenicientos NO EXISTEN.

También hay que aceptar que en algunas raras ocasiones llega a pasar, pero serán 1 en un millón si no es que menos, no es la norma. Por decir un ejemplo: Va a ser muy raro que en el barrio pobre en el que vives se va a parar la limusina del joven rico y guapo y buenote que te gusta... y que se va a bajar de la limusina para invitarte a salir porque te vio en el mostrador de la mercería trabajando y después de un par de salidas te va a proponer matrimonio y ya solamente por eso ya vas a ser rico y a triunfar en la vida. La verdad no seamos ingenuos, la realidad es que en los casos en los que un millonario se casa con alguien, lo que hacen es firmar un contrato prenupcial, donde en el caso de una separación, cada quien se queda como estaba. Así que tampoco creas

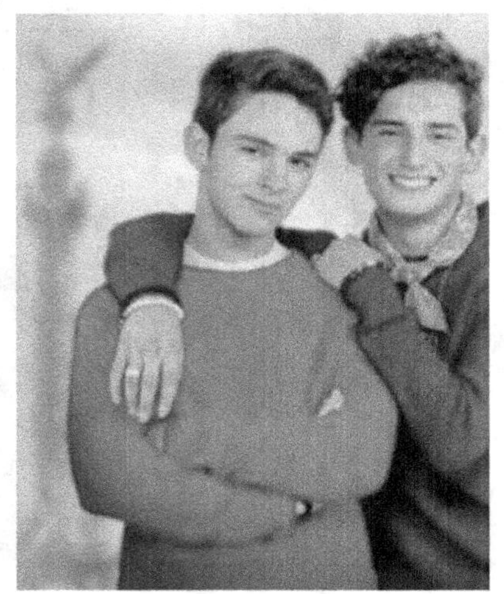

que te casas con alguien y en el divorcio te quedas con la mitad de lo que tenga. Otra realidad que es la que pasa más seguido es que no se van a casar contigo, sino que vas a ser el amante en turno y que cuando se cansen de ti, te mandan a volar, como chicle masticado. Sé que es matar los sueños e ilusiones de muchos, pero es mejor que despierten y piensen en ser ellos mismos su propio príncipe azul que va a triunfar. Porque tampoco está garantizado nada. ¿Y si se muere y no te dejó nada? ¿Y si la familia de él te quita todo, porque no estaban casados? ¿Y si le da una enfermedad terminal y todo el dinero se va en tratamientos? ¿O si tiene un accidente y queda incapacitado? ¿O quedas incapacitado tú y te deja por otro?

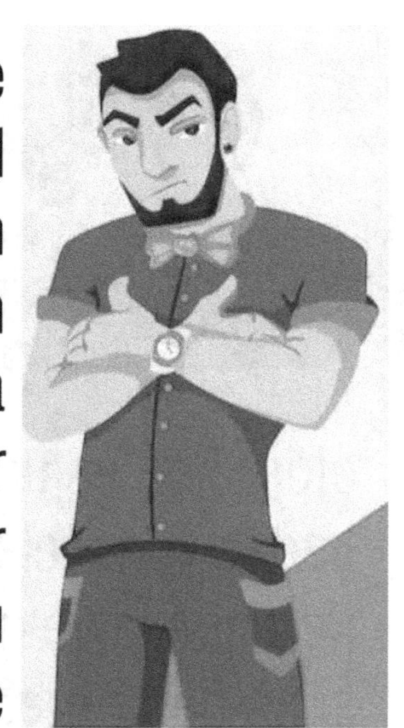

SÉ INDEPENDIENTE Y AUTOSUFICIENTE

Este es otro consejo muy bueno y sincero que te va a servir durante toda la vida. ¿Cuántas veces te ha pasado que contabas con alguien y te falló? ¿Cuántas veces te dijeron que iban a hacer algo por ti y no lo hicieron o "se les olvidó" y quedaste mal por

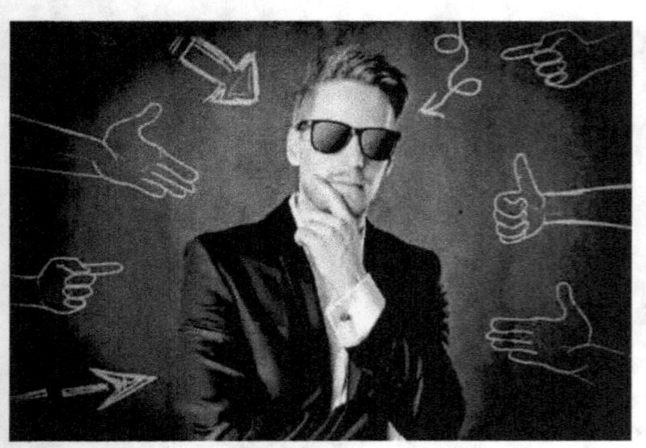

eso? Hay una frase que es muy cierta que dice "Si quieres algo bien hecho, hazlo tú mismo". Mientras más cosas sepas hacer y las hagas bien, más vales.

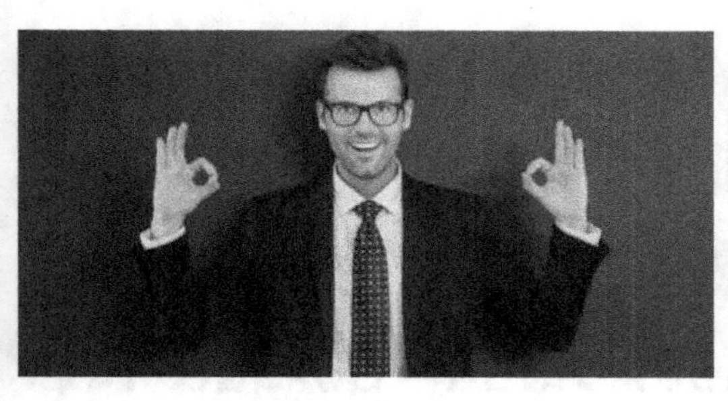

Esto aplica también a las parejas, donde muchas veces si nos juntamos o nos casamos con alguien, sucede muy a menudo que dejamos los estudios y ya nunca conseguimos acabar el bachillerato, la preparatoria, el Instituto o dejamos nuestra licenciatura a medias o dejamos de trabajar durante mucho tiempo.

Como dijimos antes, la vida da muchas vueltas, no sabes si tu pareja en algún momento pueda perder el empleo, o que atraviesen una época de vacas flacas, donde si hubieras terminado tus estudios pudieras tú conseguir un trabajo para amortiguar la situación o como dejaste de trabajar te cueste mucho encontrar un empleo de nuevo porque estás desactualizado o que te pongan peros porque para las empresas "estuviste sin hacer nada durante varios años" por lo que dudan de tus capacidades.

O en un escenario peor, que tú igual no terminaste tus estudios y no trabajaste durante varios años, porque te dedicaste a tu pareja y resulta que la relación termina con una separación, o poniendo otro ejemplo si muere tu pareja... ¿qué vas a hacer? Sin estudios, sin dinero, sin trabajo, sin ahorros. O el típico ejemplo de la esposa que

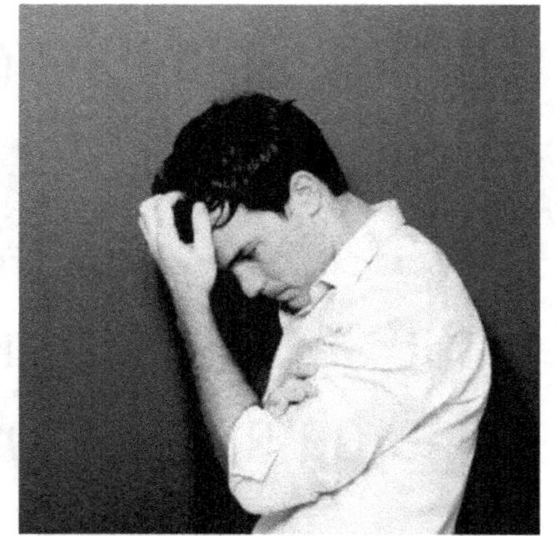

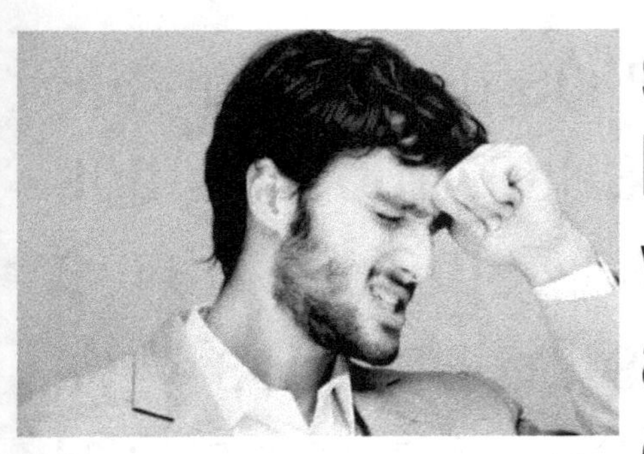

se dedicó a su familia y de pronto el marido la deja por otra más joven o se muere. Y la viuda se queda con los hijos que alimentar y además no sabe hacer nada, porque no estudió y nunca trabajó (que es el típico ejemplo pero igual nos puede pasar a nosotros los LGBTTTIQ+).

¿QUÉ SE PUEDE HACER PARA EVITAR TODAS ESTAS TERRIBLES POSIBILIDADES?

Como lo dice el título de nuestro artículo ¡Piensa en tu futuro! Aquí te proporcionamos unos tips, que no son unas fórmulas infalibles, pero te pueden ayudar a tener mayor claridad de pensamiento para construir un mejor futuro para que no termines como mucha gente que por no tener una visión de lo que podría pasarle dentro de unos 10 o 20 años está batallando:

1.- PLANIFICAR.

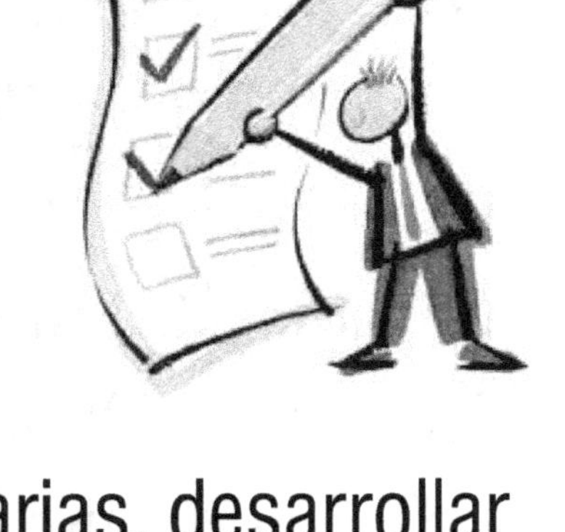

Sé que se dice fácil pero no lo es tanto si no tienes tus metas claras. Piensa en las cosas que te gustaría hacer, lo que quieres estudiar, el tipo de trabajo que te gustaría. Visualízalo y no tiene que ser sólo una meta en la vida, puedes tener varias, desarrollar diferentes talentos que tengas. También es bueno que pienses en

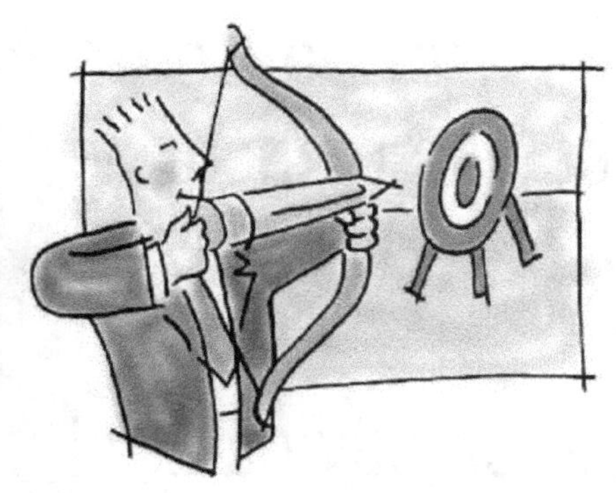

un Plan B o un Plan C. Porque no hay nada escrito y si una de tus opciones te falla vas por la segunda opción. El chiste es que visualices qué es lo que quieras y hagas lo necesario para lograrlo y si falla sepas qué hacer.

2.- ESTUDIA Y PREPÁRATE

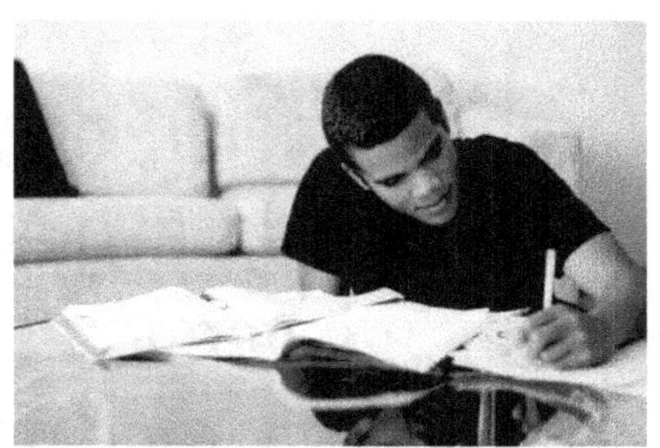

Todos hemos visto en los programas de televisión a esos jóvenes triunfadores, o a los que son jefes con el puesto importante y que ganan mucho dinero y hacen lo que les gusta etc. Eso es lo que nos ponen en la televisión como si fuera muy fácil, pero aquí hay que tomar en cuenta todo el trabajo que hubo detrás, el esfuerzo que tuvieron que hacer y los sacrificios que también hicieron. No sabes si el que ahora es jefe tuvo que estudiar su licenciatura mientras trabajaba en un restaurante o tenía que cuidar a sus hermanos. Normalmente a la gente que tiene éxito, el dinero y los negocios que los mantienen no les llegaron de la nada, detrás de eso hubo un esfuerzo que no nos lo muestran.

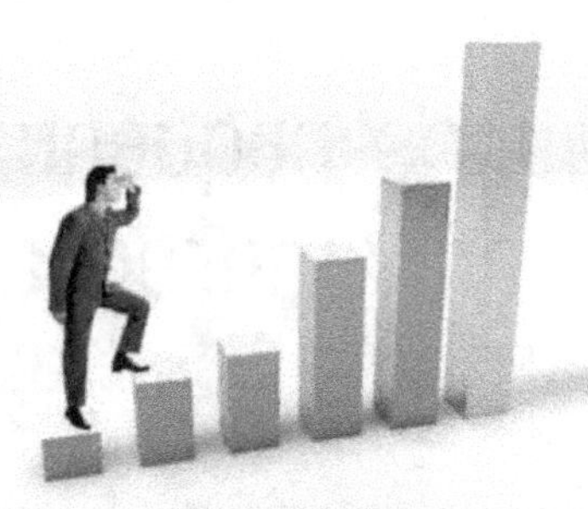

Sabemos que normalmente igual en los programas de televisión nos ponen que estudiar es horrible, tedioso y aburrido, que no vale la pena, porque uno desperdicia

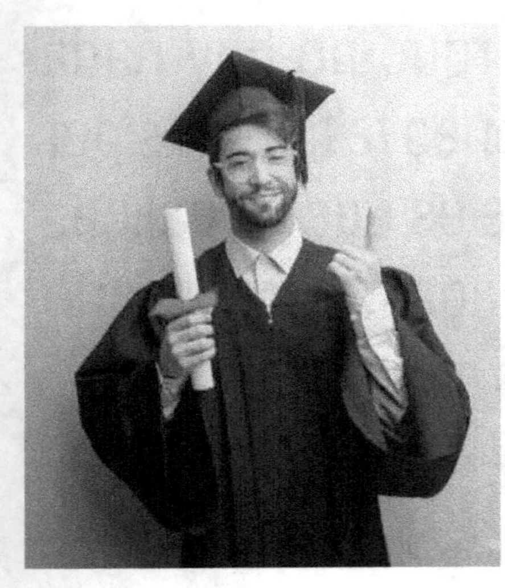

mucho tiempo en eso. Pero como lo mencionamos antes, esto es una manera de asegurarte un futuro mejor.

Piénsalo con un poco de objetividad, el estudiar y pasar los exámenes para obtener un título universitario en algo que a ti te guste, te permitirá tener herramientas para tener un trabajo mejor, con un nivel de vida más alto que incluso te permitirá darte gustitos como poder viajar, por decir un ejemplo. Es una inversión que harás en ti, para que valgas más y estés mejor preparado para los problemas de la vida.

En esta vida nunca dejamos de aprender, hay mucha gente que siempre está estudiando cosas y buscando desarrollar sus talentos o aprender nuevas habilidades. Recuerda que mientras más preparado estés es más probable que puedas triunfar en la vida.

3.- NO PIERDAS INDEPENDENCIA.

Como dijimos antes, aunque estés en pareja es bueno que sigas generando tus ingresos, que aunque sea poco, les permitirá darse algunos pequeños gustitos además de poder tener un guardadito, para amortiguar las temporadas en las que el dinero escasee.

4.- AHORRA

Generalmente la mayor parte de la gente no tiene cultura de ahorro, principalmente en Latinoamérica. De por sí, sabemos que los ingresos del grueso de la 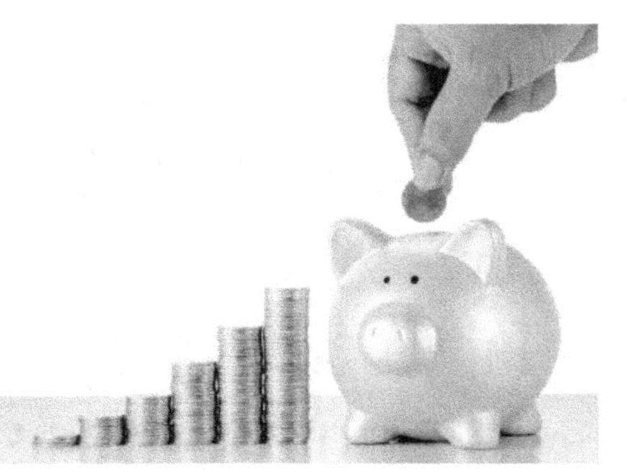 población no son de los que permitan ahorrar mucho, pero precisamente por esta razón es importante que PIENSES EN TU FUTURO PARA ESTAR CUBIERTO Y AHORRES.

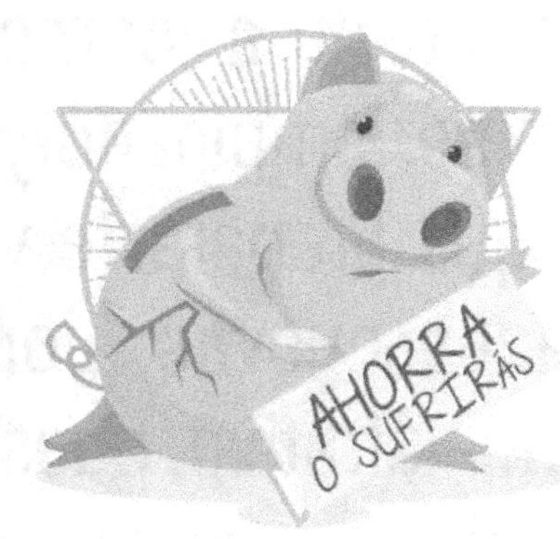

Nunca sabemos si se puede presentar un imprevisto, como por ejemplo, un accidente donde se tengan que pagar gastos médicos que no son baratos en un hospital particular, una época de vacas flacas, la muerte de algún familiar donde haya que pagar gastos funerarios, o como ahorita en la pandemia que mucha gente perdió el empleo, etc. Esto por el lado negativo que casi siempre es lo que nos agarra desprevenidos, pero por el lado positivo, para que puedas mmm... por decir un ejemplo, dar el enganche de un coche, o de un departamento o casa, un viaje o 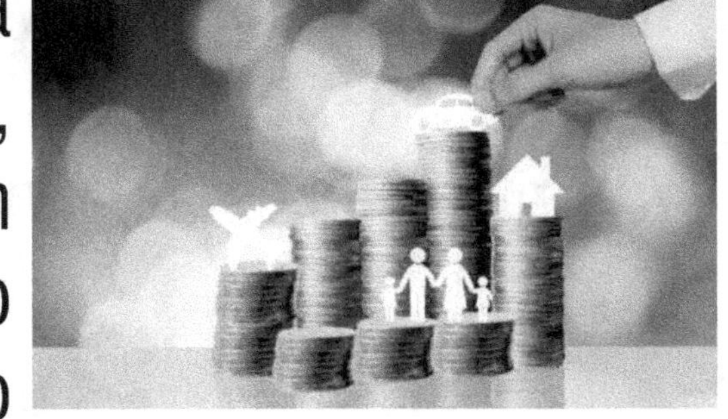 una oportunidad de negocio donde puedas obtener buenas ganancias, y necesites invertir cierta cantidad de dinero.

5.- PREPÁRATE PARA PODER APROVECHAR NUEVAS OPORTUNIDADES

Tal y como lo dijimos antes, hay muchas veces que si estás en una empresa, se presentan oportunidades para subir de puesto, donde vas a ganar más dinero y tener un trabajo un poco menos desgastante, ¿pero qué crees? Para poderte postular, esas vacantes requieren

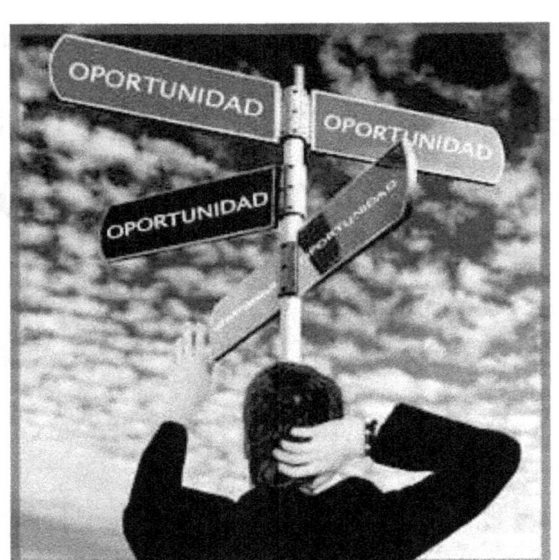

que tengas estudios, generalmente una Licenciatura como mínimo además de otras cosas. Si no te gusta ser empleado y quieres ser Jefe, Supervisor o Gerente tienes que prepararte y aprender conocimientos nuevos con habilidades nuevas, por ejemplo, suponiendo que quieras un puesto administrativo, pues te van a pedir Excel, Conocimientos Contables etc. y son cosas que puedes aprender en cursos que puedes tomar por tu cuenta. Ahorita que mucha gente está trabajando desde casa por internet, puedes aprovechar para tomar algunos cursos en línea que antes no podías porque tenías que ir hasta la escuela. Ahorita se le está dando prioridad y muchas facilidades para los

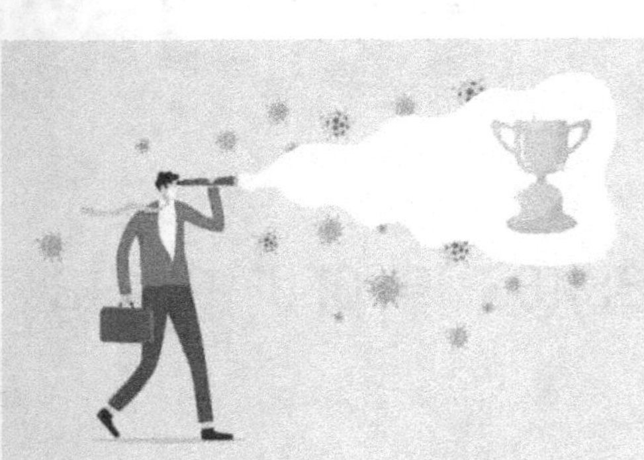

cursos en línea. Incluso por decir un ejemplo, en youtube hay muchísimos cursos gratis de muchas cosas: idiomas, dibujo, programas de computación, edición de video, baile, cocina, etc.

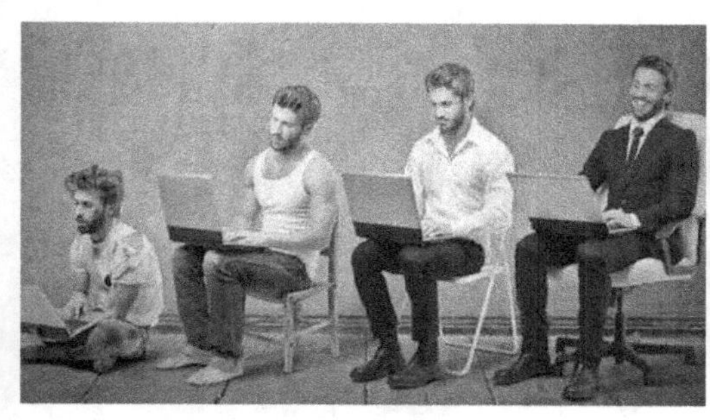

Esto también aplica para la situación de cambiar de trabajo por uno mejor, ¿No te gusta tu trabajo? ¿No ganas lo suficiente? ¿Es muy pesado para ti? Entonces... ¿qué estás haciendo para cambiar la situación? ¿Sólo te estás quejando? Recuerda que las quejas sólo sirven para descargar un poco las tensiones pero casi nunca resuelven las situaciones. Puedes quejarte si quieres, pero te recomiendo que además de quejarte hagas algo al respecto.

6.- TEN MÁS DE UNA ENTRADA DE DINERO

Esto realmente no es un secreto, pero pocas personas lo llevan a cabo. Lo que hace la mayoría es tener un trabajo y depender totalmente de su sueldo para todo.

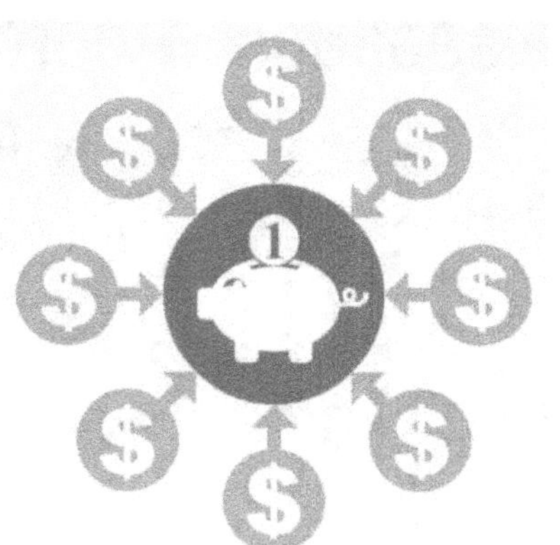

Esto es un error, ya que todos sabemos y muchas veces lo hemos vivido, que hay temporadas de vacas flacas en las que el ingreso no es el mismo, igual sucede que

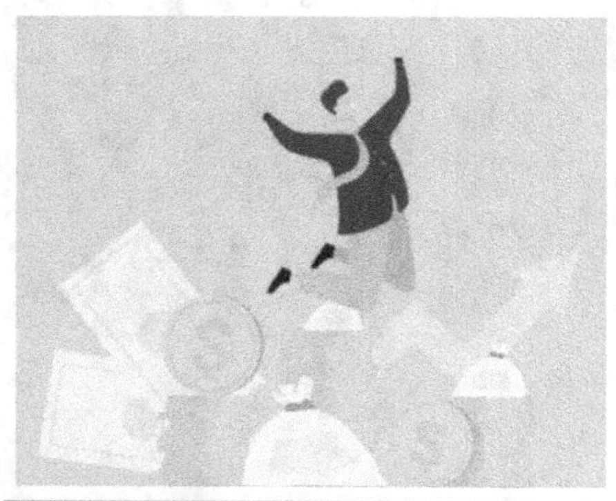

puedas perder el empleo o lo pierda tu pareja (como ha pasado a muchos durante esta pandemia), por lo que es importante y en estos tiempos, prácticamente indispensable que tengas más de un ingreso, por pequeño

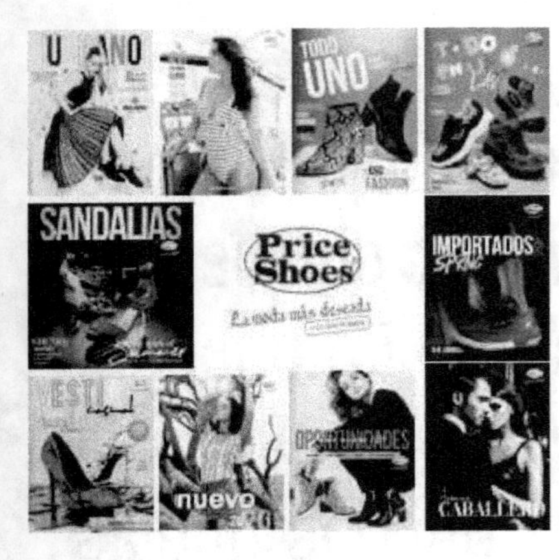

que sea para que precisamente puedas sortear los altibajos de la vida, o que el ingreso principal que tengas sea para pagar los gastos y la entrada extra que tengas te permita generar un ahorro precisamente para que cuando lo necesites tengas la disponibilidad.

No importa si es pequeño, pero mucha gente lo hace y es lo que los mantiene a flote. Por decir algunos ejemplos: Hay gente que vende comida ya sea diario o los Domingos, otras 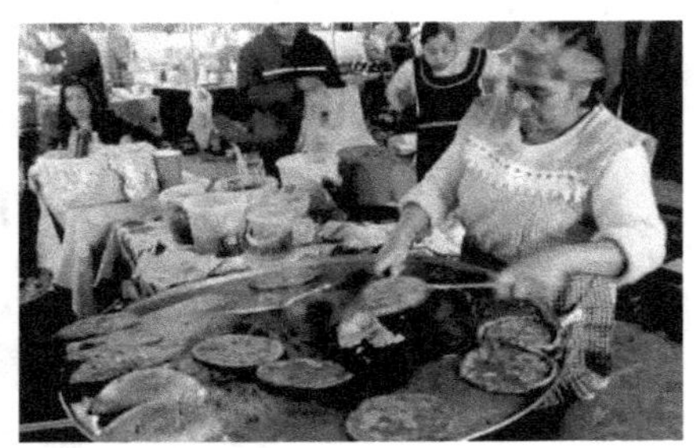 que venden productos por catálogo, otros que dan cursos los sábados o domingos, otras que venden ropa, otros que son

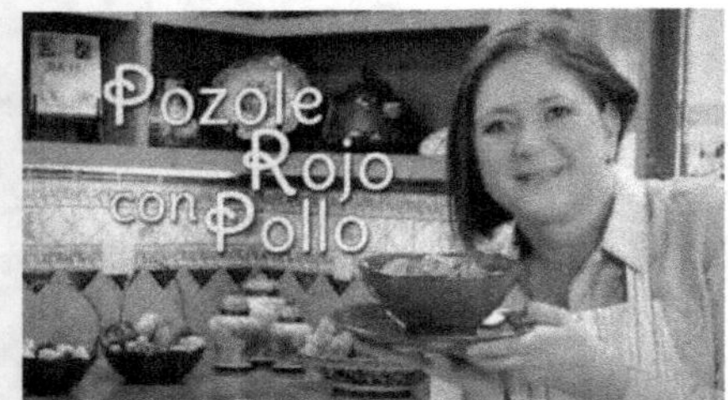 youtubers, gente que vende libros, gente que hace reparaciones de costura en ropa, etc. Incluso hay gente que hace varias cosas a la vez y que el salario que obtiene de un empleo fijo, lo usa para pagar sus gastos y además para invertir en mercancía para hacer crecer ese ingreso.

El chiste es que tener más de una entrada de dinero a tus finanzas, te dará mayor seguridad, te preocuparás menos y podrás hacer más cosas con 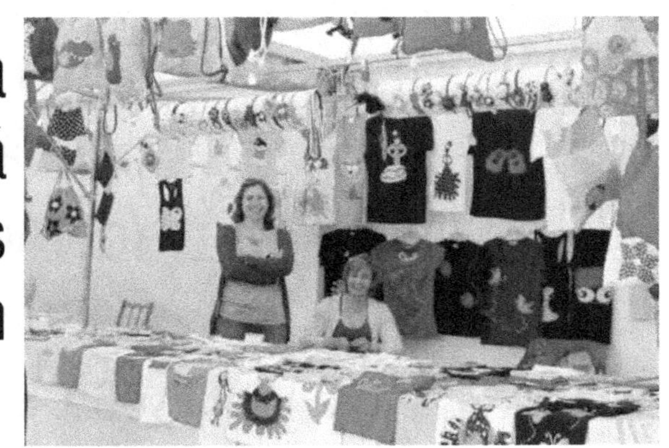 ese dinerito extra.

7.- CUIDA TU SALUD

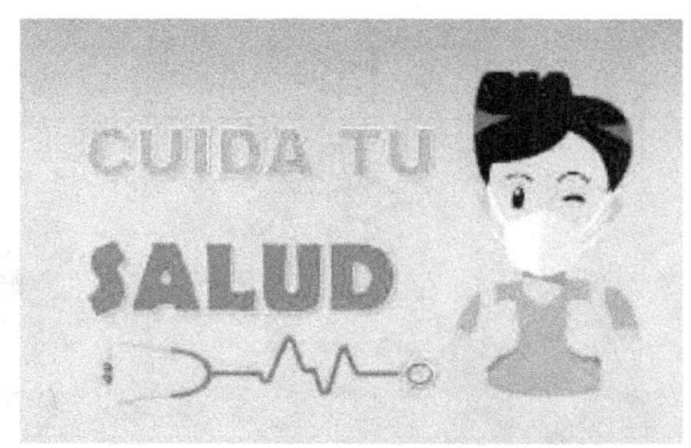

Este es otro de los consejos de cajón que nos dicen todo el tiempo y al que normalmente no le hacemos caso; pero es verdad, hay mucha gente que se mata trabajando y no come bien, no descansa lo suficiente, además fuma y bebe alcohol por las tensiones... y eso pues es una bomba de tiempo.

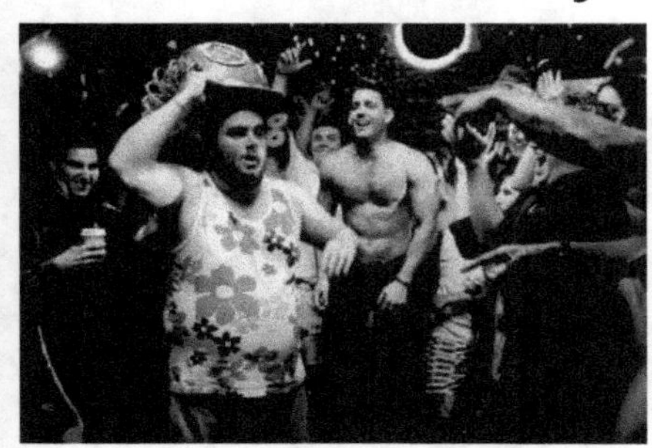

Cuando uno es joven, normalmente pensamos que podemos hacer de todo e incluso meternos drogas al fin que "no pasa nada" porque aguantamos. Pero es porque al momento no vemos un efecto secundario, sino mucho más adelante, dentro de 10 o 15 años, cuando el cuerpo ya empieza a cobrar factura porque no aguanta esos ritmos y se deteriora el corazón, el hígado, los riñones, pulmones, etc. Hay mucha gente que se enferma y no se explica cómo es posible que se enfermó.

Tener un estilo de vida intoxicante tiene su precio, ya que después el cuerpo es cuando se cobra todas esas parrandas.

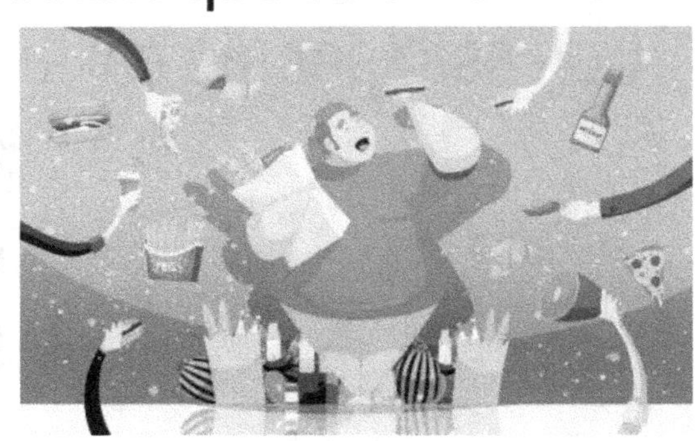

De igual manera debes cuidar tu alimentación. Consumir alimentos balanceados, evitar consumir demasiados refrescos y hacer ejercicio. Sabemos que en estos

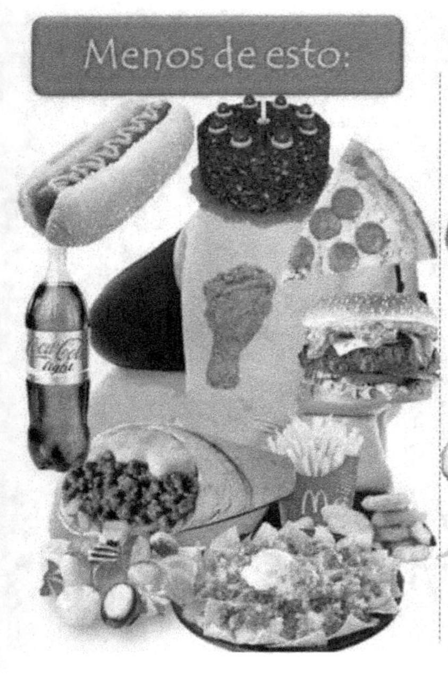
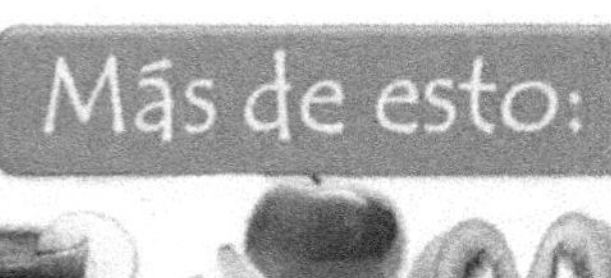

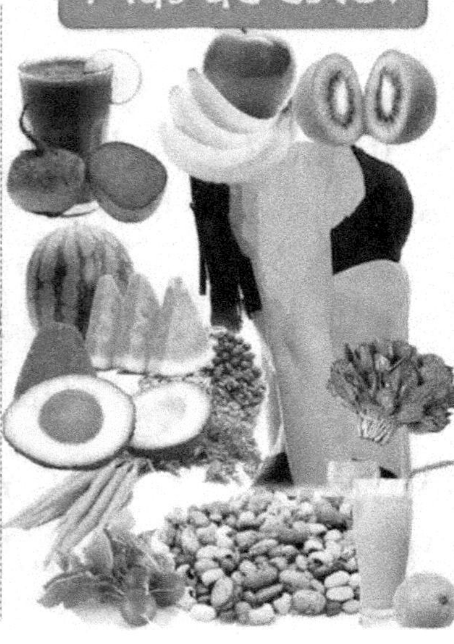

días de pandemia está complicado ir a un gimnasio o salir a correr todos los días como acostumbraban muchos, pero hay ciertas rutinas que puedes hacer en casa que te ayudarán a conservar la condición física y prevenir enfermedades a largo plazo. También si te es posible acudir con un nutriólogo, ya sea vía remota o presencial, para que te pueda ayudar a elaborar una dieta adecuada para tu edad, peso, ritmo de vida y actividades que realizas, ya que no todos tenemos el mismo tipo de vida, el mismo desgaste, etc.

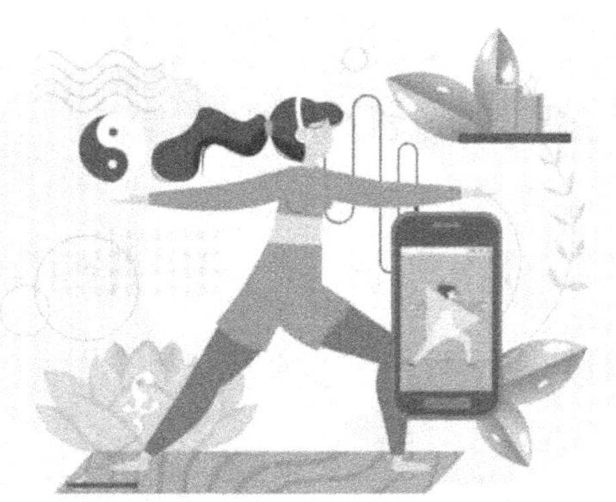

Con esto podrás darte cuenta que tendrás más energía, evitarás o eliminarás el sobrepeso además de prevenir enfermedades como Diabetes (que es incurable), hipertensión, cáncer, problemas de hígado o riñones, etc.

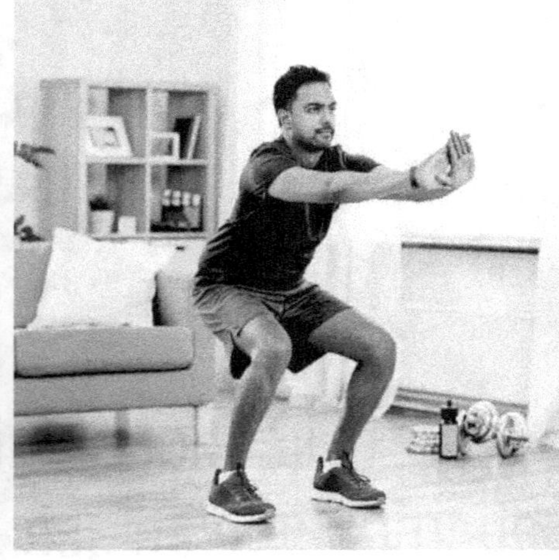

Espero que estos pequeños consejos les ayuden a tener una mayor claridad de qué

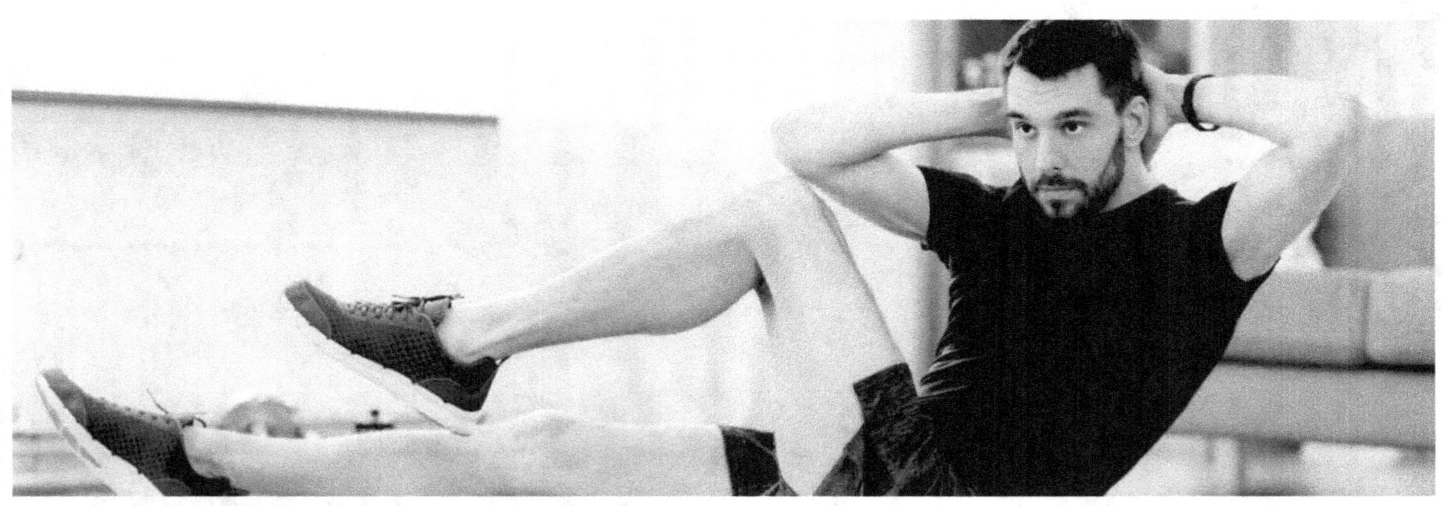

es lo que quieren hacer y lograr con su vida, así como para que tengan un mejor futuro con mayor tranquilidad y felicidad. Recuerden escribirnos a mundogay.revista@gmail.com nos encantan sus comentarios y solicitudes para darles información que les sirva. Les mando un abrazo fuerte.

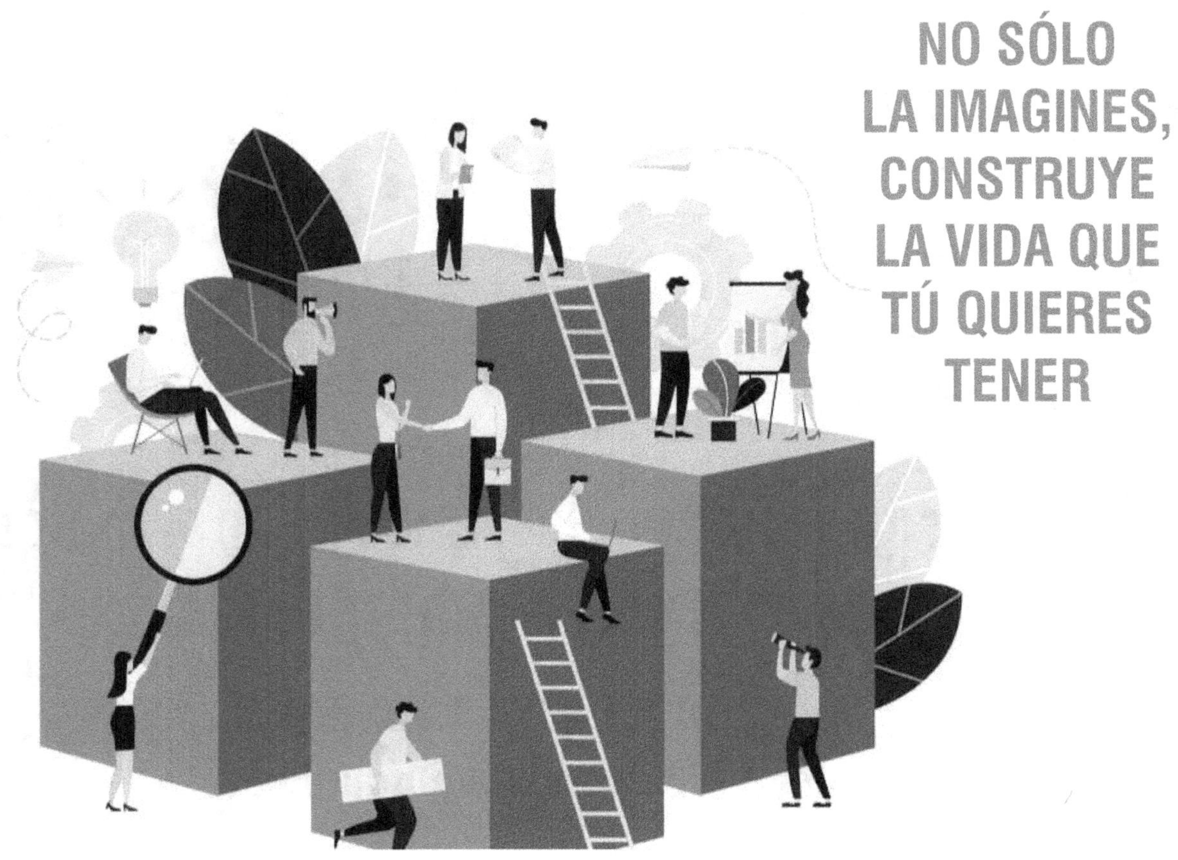

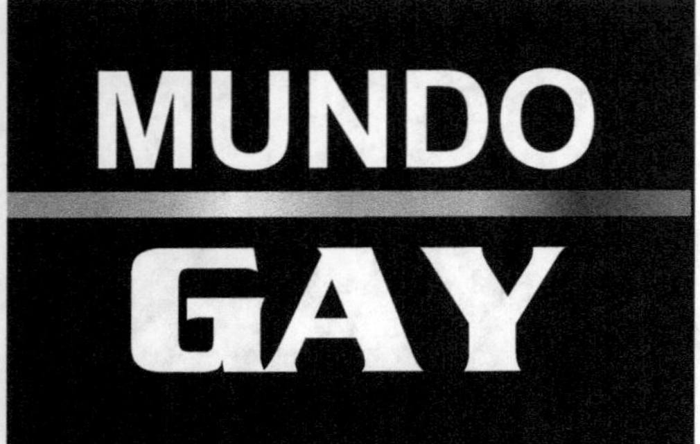

APROVECHAMOS ESTE ESPACIO PARA DECIRLES A TODOS NUESTROS LECTORES

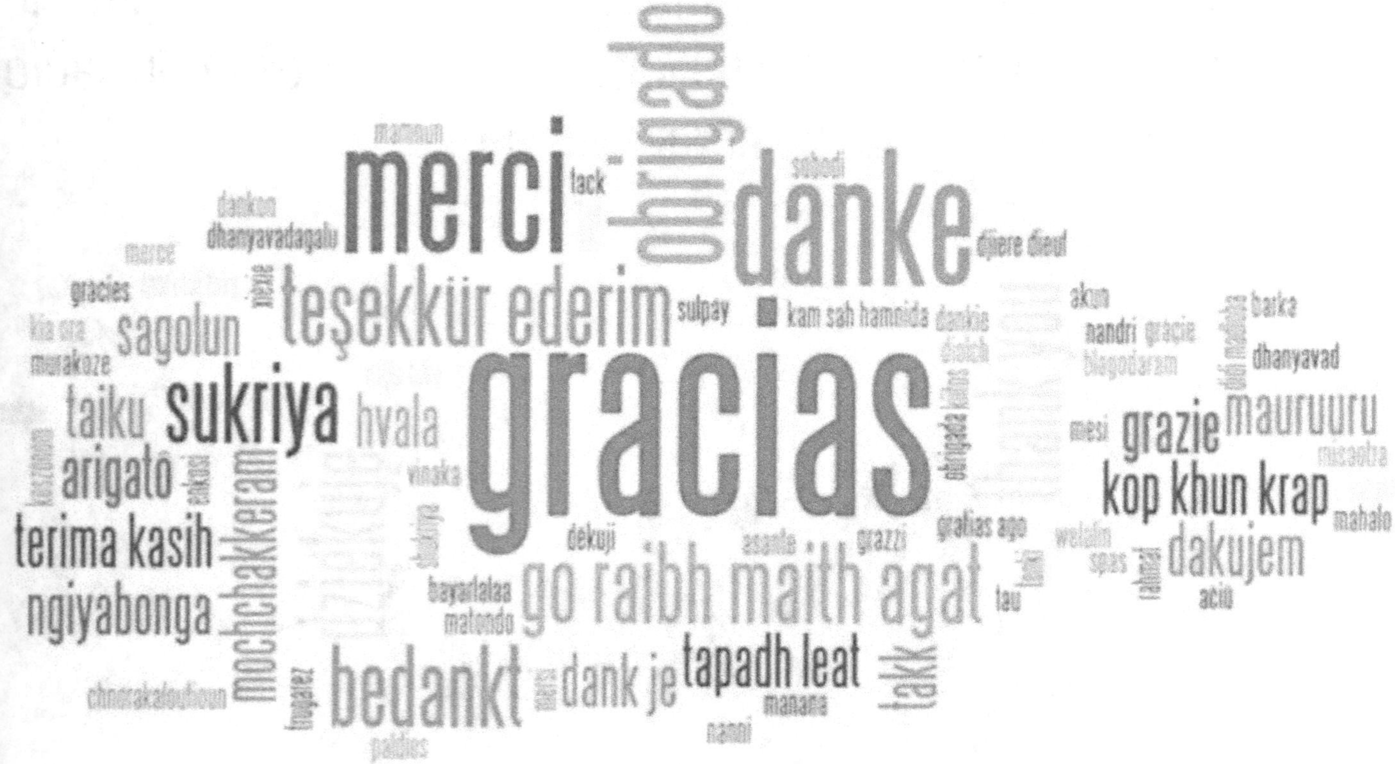

Muchas gracias por su apoyo, aportaciones, comentarios y sugerencias a:

CORREO ELECTRÓNICO:
mundogay.revista@gmail.com

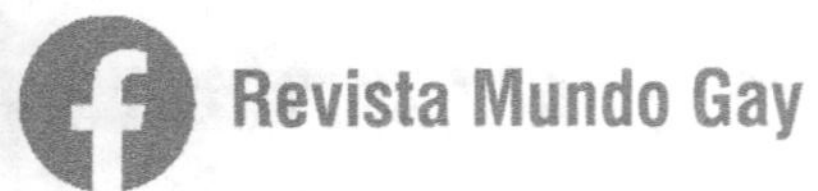

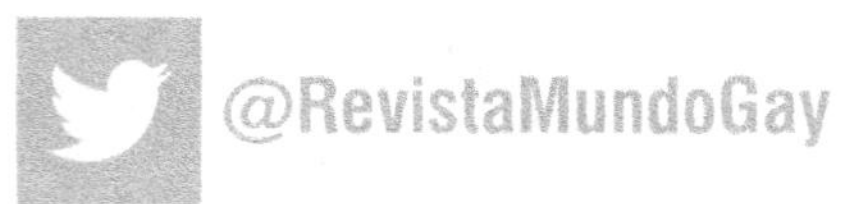

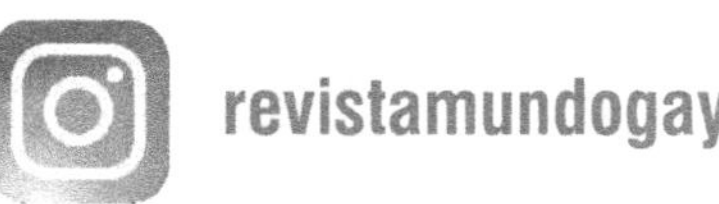

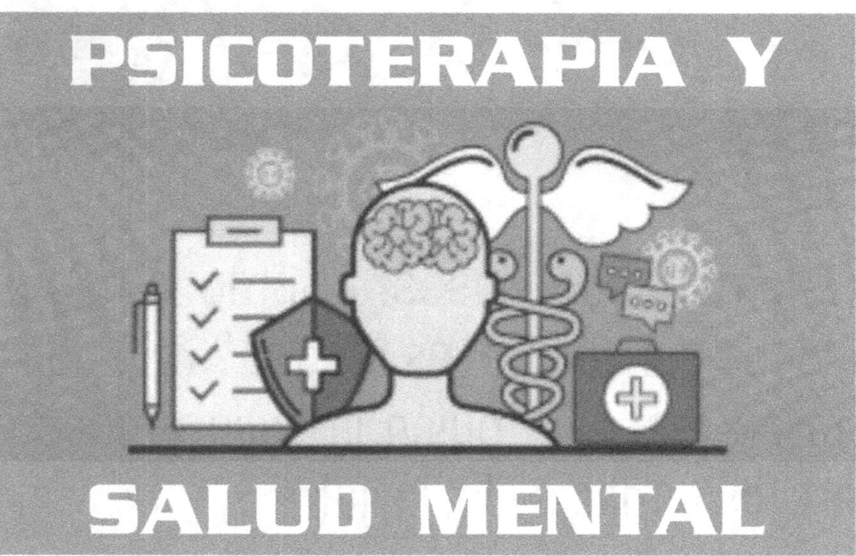

* **Adolescentes**
* **Adultos**
* **Terapia Familiar**
* **Pareja**

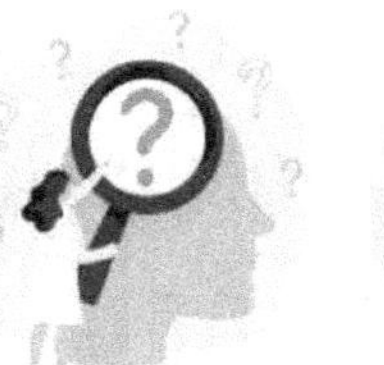
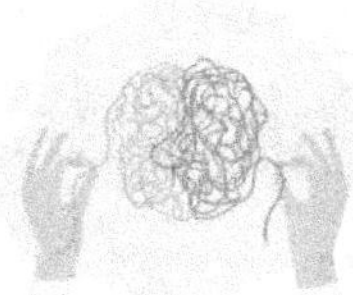
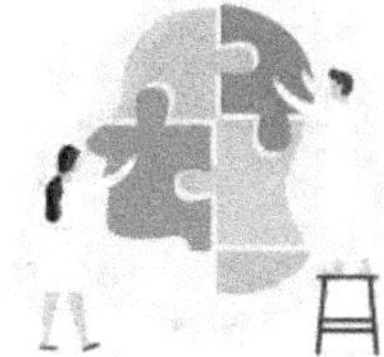
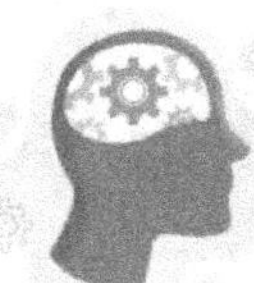
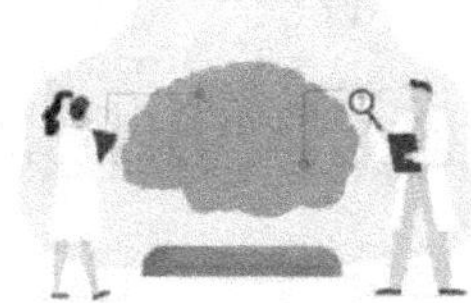
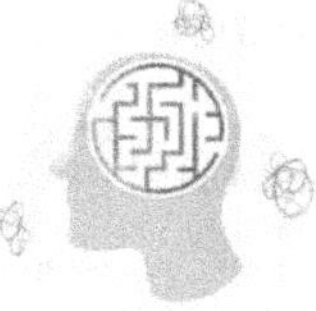

Ramiro Espinosa Espinosa

PSICOTERAPEUTA UNAM

TERAPIA ON-LINE, PRESENCIAL E HÍBRIDO

COSTOS ACCESIBLES

CITAS  **55 2219 7776**

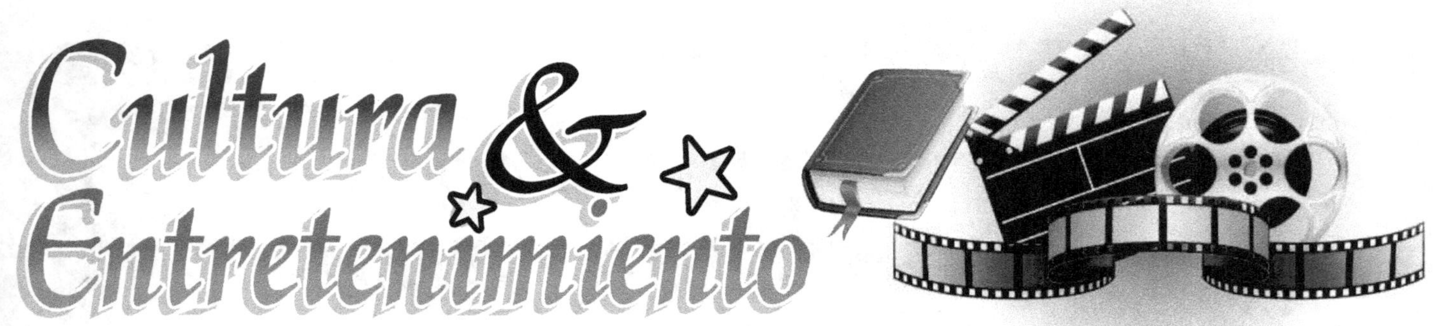

¡**H**ola chamacos traviesos! ¿Cómo la han pasado? ¿Qué tal les fue con los Reyes Magos? ¿Se portaron bien o se portaron mal? ¿A quién le salió muñeco en la rosca? Para que dispare los tamales ¡Ja, ja, ja!

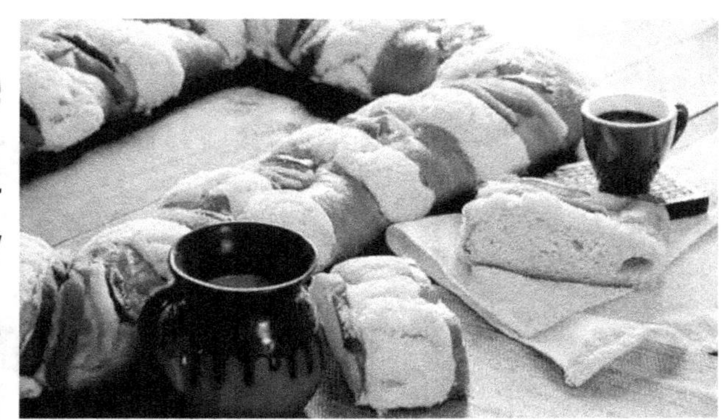

Esto porque aquí en México el 6 de Enero se acostumbra comer la Rosca de Reyes. Que es un pan muy sabroso, con fruta seca, del que tradicionalmente en la reunión con la familia cada quien se come un pedazo generalmente con una taza de chocolate bien calientito o café. En la rosca se supone que hay un muñeco, que antes era de porcelana, pero ahora se hace de plástico, el caso es que a la persona que le toque el muñeco en su pedazo de rosca, quedaba obligado a hacer una fiesta el 2 de Febrero, Día de la Candelaria e invitar tamales a los invitados. Nunca he entendido qué tienen que ver los tamales con el Día de la Candelaria, pero así es la tradición, porque bueno, no soy muy religioso. Pero no desprecio los tamales... Ah y se supone que a quien le tocara el muñeco podía pedir un deseo si se dormía con él esa noche. Eso es lo que hacemos en México, no sé cómo lo hagan en otros países o si tienen otras costumbres, ya que en algunos países solamente celebran la Navidad y hasta allí. Acá en México nos extendemos con los tamales hasta el 2 de Febrero. Incluso

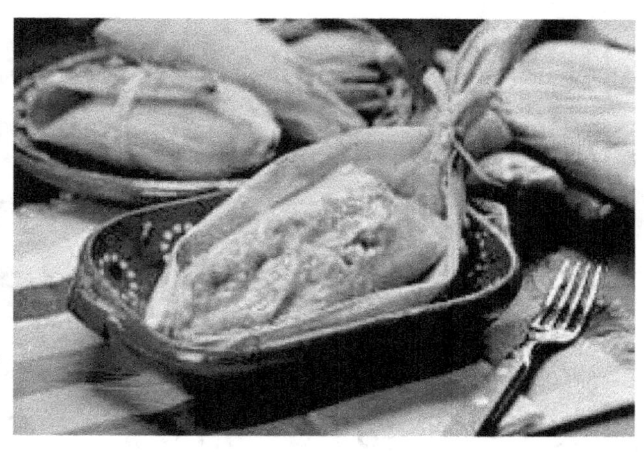

hay gente que el árbol de navidad y el nacimiento lo dejan puesto hasta el 2 de Febrero, ¿cómo ven?

Bueno, pasando de esta pequeña nota cultural de México y nuestras deliciosas tradiciones en la comida, esta vez les vamos a dar gusto a un par de Lectores que se llaman Rufino y Gustavo que nos escribieron cada uno por separado:

GUSTAVO: "Hola Mundo Gay, yo soy Gustavo de aquí de Tampico, Tamaulipas y soy un gran fan de ustedes, los sigo desde hace tiempo. Me gusta mucho que han recomendado cosas buenas, pero quisiera pedir que recomendaran y comentaran de algunas películas Gays, he visto que recomiendan muchos libros, que me parecen chidos, pero yo no soy mucho de leer, quisiera que me recomendaran películas. He visto algunas pero ustedes siempre han recomendado cosas muy buenas. Por ustedes vi varias películas de terror y descubrí varios programas LGBT que están súper. Ahí les encargo por fis".

RUFINO: "Hola a todos los amigos de Mundo Gay. Les saluda desde Argentina Rufino. Yo... tengo poco que descubrí su revista porque me la pasó un amigo, que tiene suscripción, para leer algo en esta cuarentena y la verdad no pensé que tuviera tan buen contenido. Tenés muy buen material ¿de dónde sacan las ideas? Me encantó que en el PDF pude ver videos del artista que estaban entrevistando. ¡Eso no lo había visto nunca! Ahora, a lo que vine, a decirle a vos, bueno a todos, que por favor incluyan recomendaciones de películas Gay, especialmente Argentinas. He visto que recomiendan muchas novelas, pero no sé si ya han recomendado películas antes. Quisiera que pusieran películas nuestras, no solamente lo de Hollywood, porque no es lo mismo. Yo conozco un par que quisiera que pusieran, he visto que contestan a los lectores y muchas veces ponen los temas que pedimos. Así que por favor, háganme feliz con este pequeño capricho. Besos desde Argentina para todos".

En primer lugar, pues les mando un abrazo muy grande a Gustavo y a Rufino. ¡Muchas gracias por escribirnos! Me encanta tener interacción con los lectores y en respuesta a los dos: Sí, nos hemos enfocado un poco más en las novelas y libros, porque hemos visto que es donde van un poco más a la vanguardia, ya que los escritores pueden escribir lo que se les dé la gana y que sus personajes tengan un número infinito de aventuras, ya sea reales o fantasiosas. Sí es cierto que ha habido censura en el Mundo Editorial también, pero hubo Autores que a pesar de las

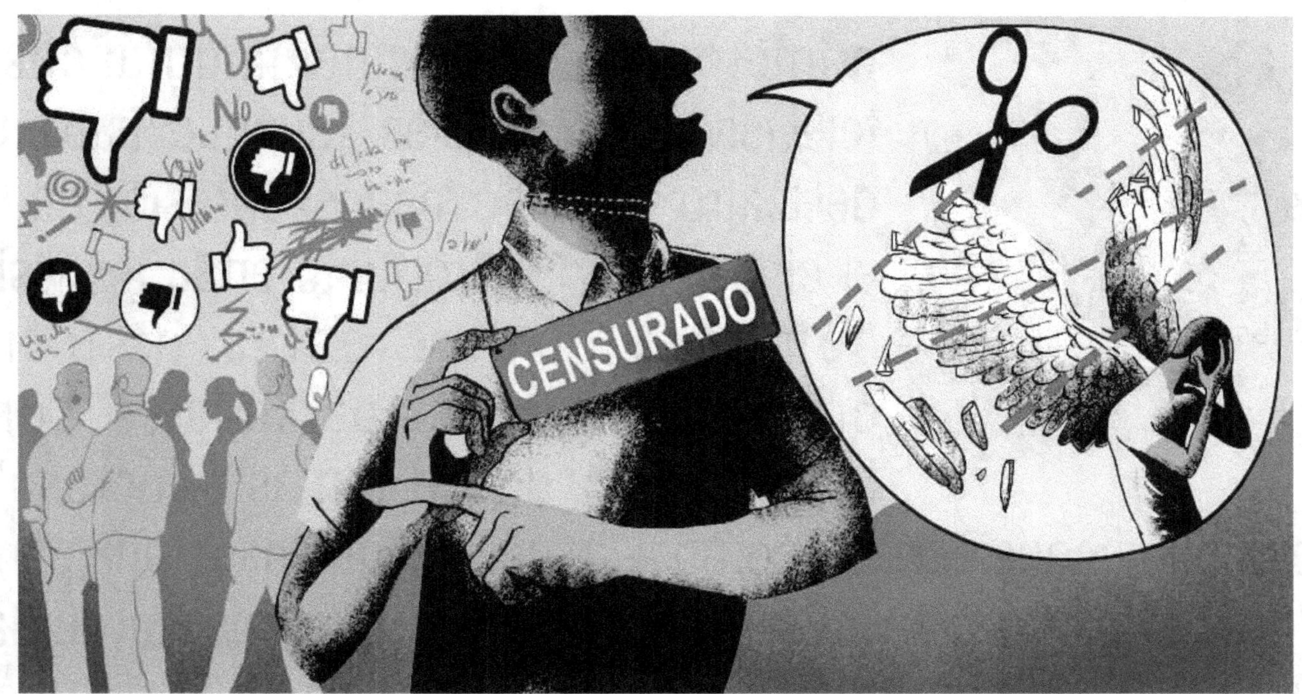

barreras y la censura, se atrevieron a crear estas historias y también a convencer a productores y directores de que las llevaran al Cine o a la Televisión.

Precisamente hablando respecto al Cine y la Televisión es donde la censura ha estado muuuuucho más fuerte, ya que si en la literatura, a muchos autores les dijeron que nadie querría leer una "Historia de Putos", en el cine y la televisión mucho peor, porque el hecho de ser una creación Audiovisual, porque lo hechos no ocurren en la imaginación del lector, sino que son actuados y representados. Sin embargo, con mucha presión y lucha, se logró que estas historias fueran llevadas al Teatro, Cine y Televisión, donde también surgió la necesidad y/o reclamo de ver un poco de escenas más realistas y un poco más íntimas o candentes, para que realmente los espectadores LGBTTTIQ+ sintieran que sí era una historia verídica, ya que hay que mencionar que en los

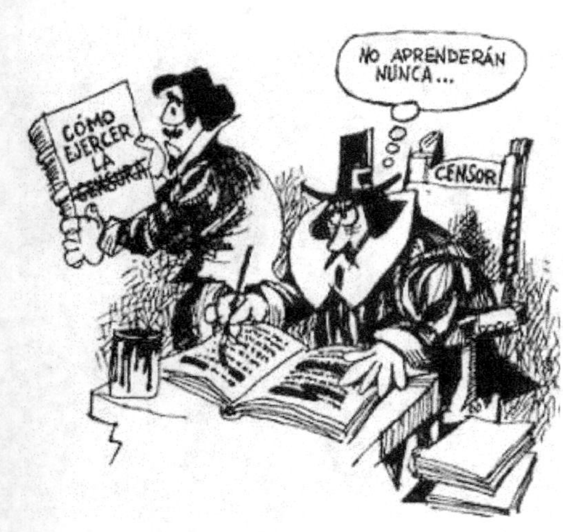

primeros intentos cinematográficos o televisivos o teatrales (aunque hablando del teatro, allí hubo menos represión que en el cine y la tv), pero tanto en la televisión como en el cine estas historias presentaban a los personajes como "hermanitos", donde lo más "amoroso" o que pudiera considerarse como algo normal que hace una pareja de novios o amantes ERA ABRAZARSE. Cosa que, la verdad, enfureció e indignó mucho a la Comunidad, porque con esas censuras estaban dando el mensaje de que el amor entre personas del mismo sexo son cosas "que no deben de verse" porque son "inmorales" y según los censores "pueden traumar a los espectadores". Esto generó una nueva lucha así como estudios científicos que demostraron que la verdad nadie se trauma por eso, ni tampoco se le "pega" a nadie lo homosexual por ver una escena romántica o algo candente.

Y bueno, espero no haberlos aburrido con esa pequeña y super breve reseña histórica, pero ahora sí, vamos a recomendar algunas películas LGBTTTIQ+ que son de gran calidad y que esperamos que todos las disfruten. Igual si tienen recomendaciones como las que nos hizo Rufino, con todo gusto las estaremos reseñando. Recuerden escribirnos a nuestro correo electrónico: mundogay.revista@gmail.com Ahora sí, preparen sus palomitas y ¡a disfrutar!

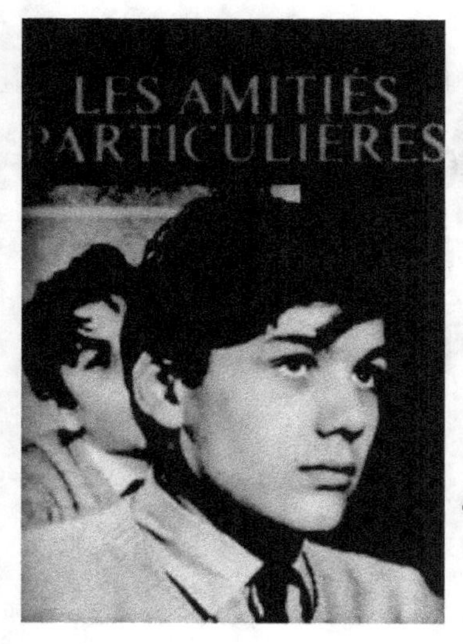

LES AMITIÉS PARTICULERES
LAS AMISTADES PARTICULARES

Una película francesa que es de las primeras películas LGBTTTIQ+, si no es que la primera que tocó el tema de la homosexualidad en la infancia y la adolescencia, está basada en la Novela del mismo nombre. Esta es una película en blanco y negro de los años 60 que muchos no conocen, ni siquiera el libro, pero son altamente recomendables los dos, pero para que no haya quejas, seguimos con la película: Trata de cómo en un Colegio católico se ha propuesto a erradicar la homosexualidad de sus jóvenes estudiantes. Promoviendo que sólo pueden tener amistades "puras", sin ir más allá.

Sin embargo, los jóvenes encuentran formas de romper las reglas. Como probadita, les cuento que al principio hay una pareja de novios (representada muy sutilmente pero el ojo entrenado, lo 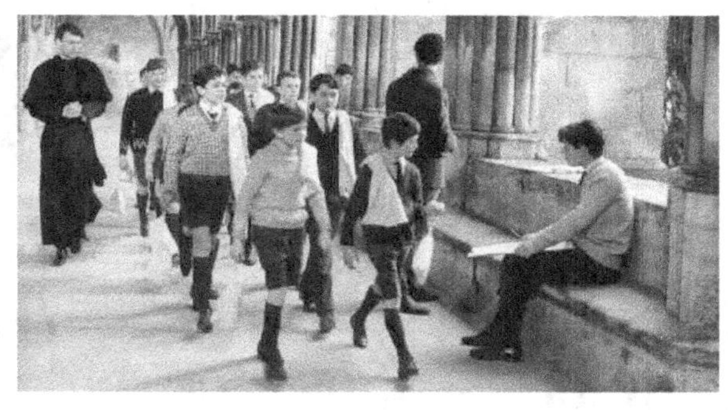 capta muy bien), y hay un par de estudiantes que empiezan a sentir que sus sentimientos van cambiando a algo más que una amistad.

Esta es una película que es considerada por muchos como una Muestra de la Valentía Francesa que ha sido característica de ellos y de ir a la Vanguardia, atreviéndose a tocar temas que otros no lo hacen por temor a la censura, la crítica, "el qué dirán" y el que estas críticas puedan perjudicar sus carreras, especialmente por la época, donde todavía era considerada oficialmente la homosexualidad como una enfermedad mental.

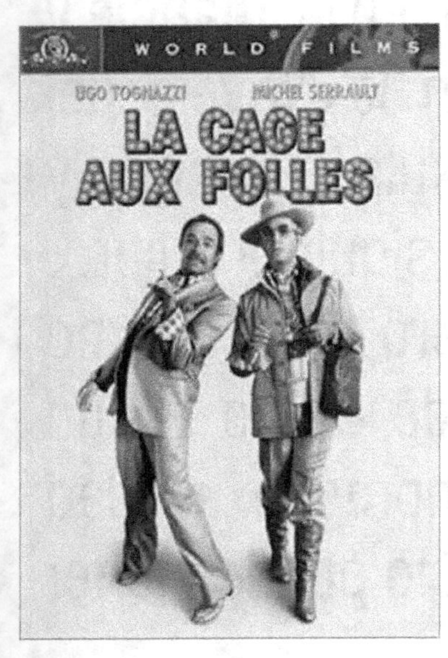

LA CAGE AUX FOLLES
LA JAULA DE LAS LOCAS

Otra película francesa que igual se atrevió a romper barreras y ante la cual pues muchos piensan que es la primera película que se hizo con el tema gay, pero pues no es la primera que tocó ese tema. Tampoco estoy 100% seguro, pero desmiéntanme si me equivoco, pero me parece que sí es la primera película que muestra tres temas importantes y que por eso es una de las más recordadas:

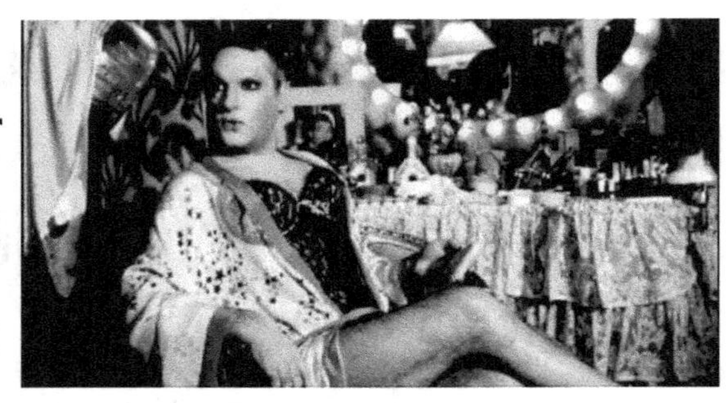

1. Que las Parejas Gays pueden durar muchos años con todos los altibajos que puede tener cualquier pareja.

2. Que una pareja homoparental puede criar a un hijo totalmente sano, normal y que la homosexualidad no se contagia, ya que el hijo de ambos padres es heterosexual.

3. No estoy 100% seguro, pero me parece que es la primera película en el cine que muestra al mundo el Arte del Travestismo y del Drag Queen.

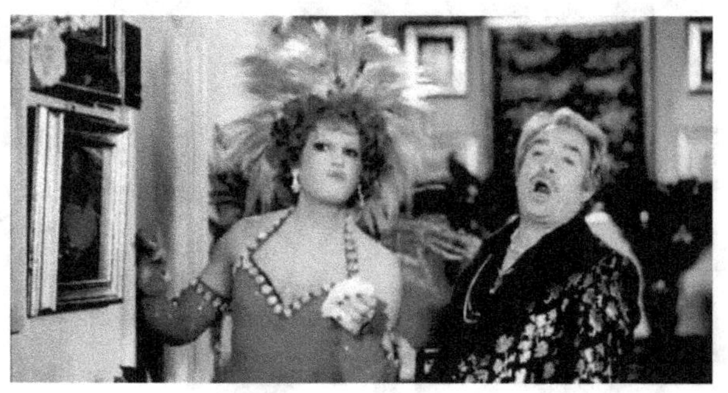

Esta película del género cómico, nos muestra la historia de una pareja Gay que tiene como 20 años juntos que son los padres de su hijo heterosexual, quien desea casarse con la hija de una familia extremadamente moralista, donde el consuegro es un Senador super conservador. La pareja gay se enfrenta a la situación de hacer un enorme sacrificio por la felicidad de su hijo, fingiendo que son una pareja heterosexual.

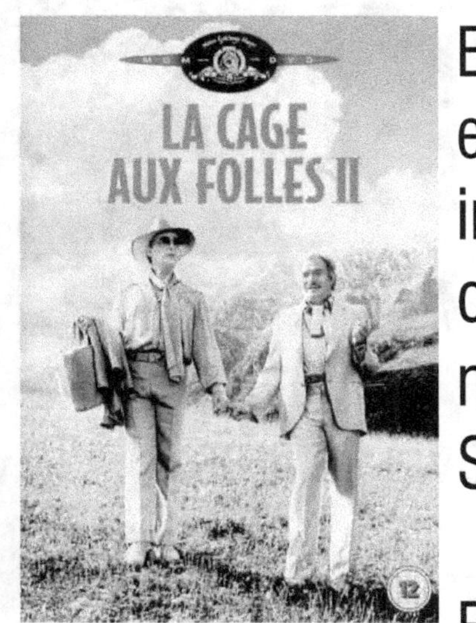

Esta película fue un boom y causó un escándalo en todo el mundo. Tanto fue su éxito que de inmediato hicieron la segunda y la tercera parte, convirtiéndola en una trilogía, que en estos días no es tan fácil de conseguir. Sobretodo la 2da. y 3ra. parte.

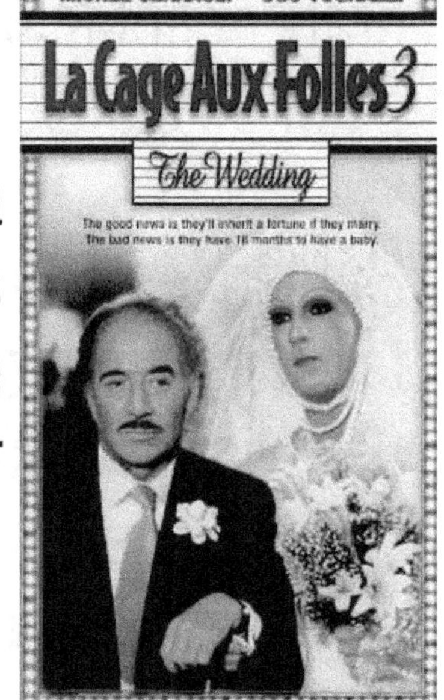

En estas dos secuelas, la pareja gay se enfrenta a nuevas aventuras y problemas donde tienen que recurrir a su astucia, dotes de actuación y también a buscar el apoyo familiar para salir adelante.

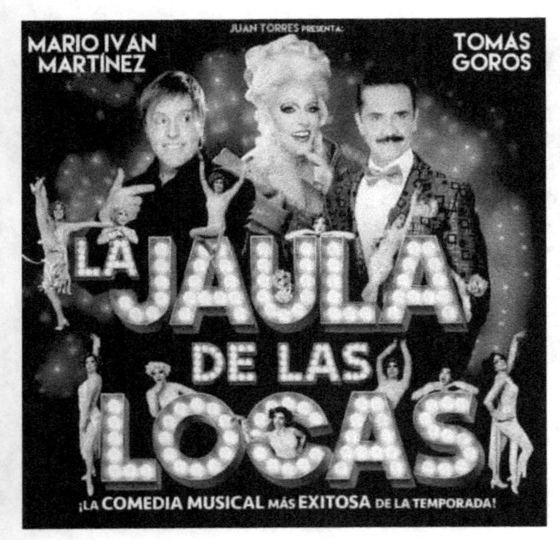

Cabe mencionar, que tanto es el éxito de esta historia que aquí en México se hizo el musical en obra de teatro que hasta donde yo recuerdo, todavía estaba en cartelera hasta antes de la pandemia.

Por otro lado, de la primer película, como mencionamos tanto fue su éxito que hicieron un "Cover" o versión Estadounidense, donde sale nuestro querido actor Robin Williams junto con otro grupo de excelentes actores reviviendo y actualizando un poco esta versión francesa de los 70's y también adaptándola un poco al estilo de vida de Estados Unidos. A esta versión le pusieron el nombre de "The Bircage" o en español "La Jaula de los Pájaros" o la puedes encontrar de igual forma como "La Jaula de las Locas". Esta versión también contó con una

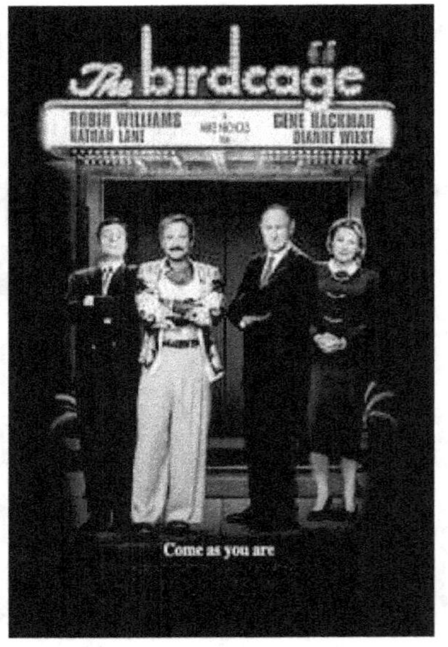

gran aceptación por parte del público y todavía la pasan en algunos canales de películas de televisión de paga.

Hubiera estado bien, que ya que hicieron el remake de la primera, también hubieran hecho el cover de la segunda y tercera parte, pero ignoro la razón del por qué no las hicieron, quizá por cuestión de derechos, o porque también de este lado del mundo, era un tema muy controvertido en esos años. Sin embargo, estas películas, fueron unas de las que "Abrieron el camino" para que otros cineastas se animaran a hacer películas del tema LGBTTTIQ+, ya que también se demostró que el público las consume y también nosotros como Comunidad, estamos ávidos de ver y conocer historias que nos representen a nosotros y con los que nos podamos identificar. Además de que cada vez exigimos mayor calidad tanto en películas como en programas de televisión.

MI MEJOR AMIGO

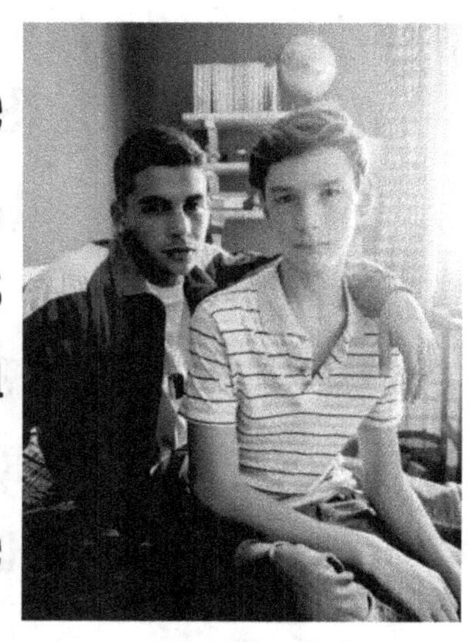

Una película Argentina que demuestra que en América Latina también se produce Cine de Calidad. Atreviéndonos no a decir tocar, sino a representar realidades e historias que es necesario que se sepan que existen. Como en el caso de la adolescencia gay. Ya que anteriormente en muchas películas o programas de televisión se ponían personajes adultos, como dejando de lado el tema de que los menores de edad también tienen temores y curiosidades.

En esta película, nos cuentan la historia de Lorenzo, un adolescente que vive en la Patagonia, y que recibe en su casa a Caíto, el hijo de unos amigos de la familia que están pasando por una grave situación y no se pueden hacer cargo de él. Caíto es un joven problemático que tiene

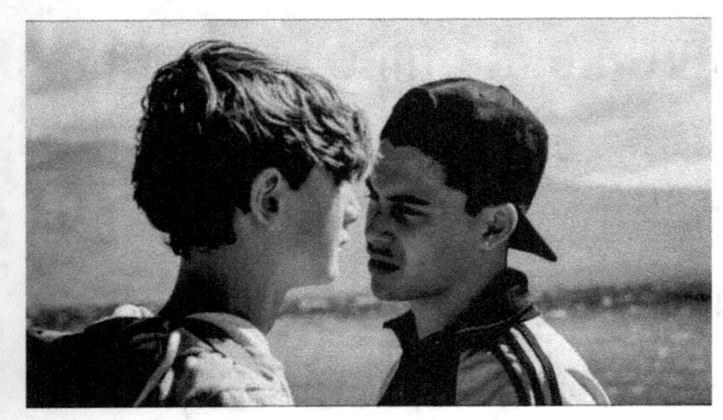

dificultades para adaptarse. A pesar de las diferencias entablan una peculiar amistad, donde cada uno aprende mucho del otro. Un día Caíto le cuenta el verdadero motivo por el que se ha tenido que ir de su casa. A partir de allí, Lorenzo tendrá que hacerse cargo de un secreto demasiado pesado de cargar.

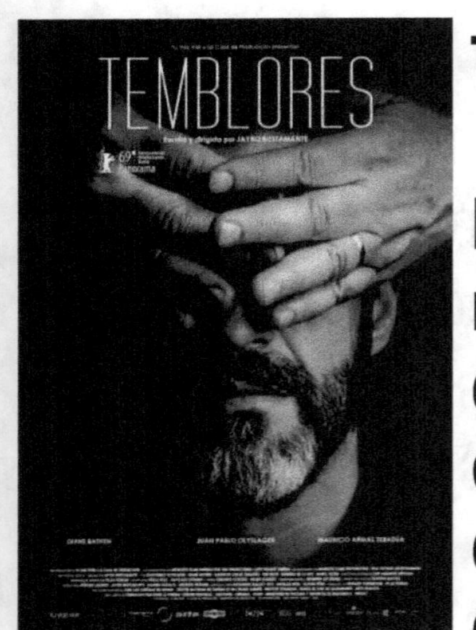

TEMBLORES

Esta es una excelente película de Guatemala, muy bien hecha y muy bien actuada, que es lo que podría considerarse como una película de denuncia, donde de una manera muy real se evidencian cosas que la sociedad piensa que no existen y son muchas cosas malas que hacen contra la comunidad LGBTTTIQ+. Esta película deja demostrado y plasmado que "Ser Homosexual" no es nada fácil, así como también denuncia cosas muy fuertes como "La Presión Familiar" que se ejerce sobre nosotros donde nos quieren obligar a ser como "Ellos quieren que seamos", así como la "Discriminación y Homofobia Laboral" y las mal llamadas "Terapias de Conversión" o "ECOSIG", que son una tortura y

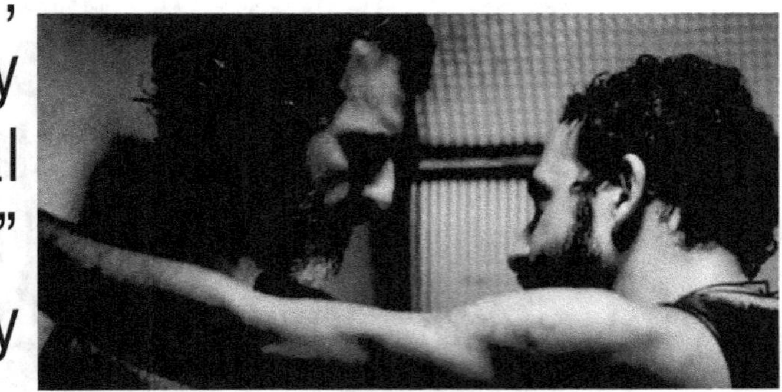

que en realidad NO SIRVEN, porque no se puede cambiar la Orientación Sexual de nadie.

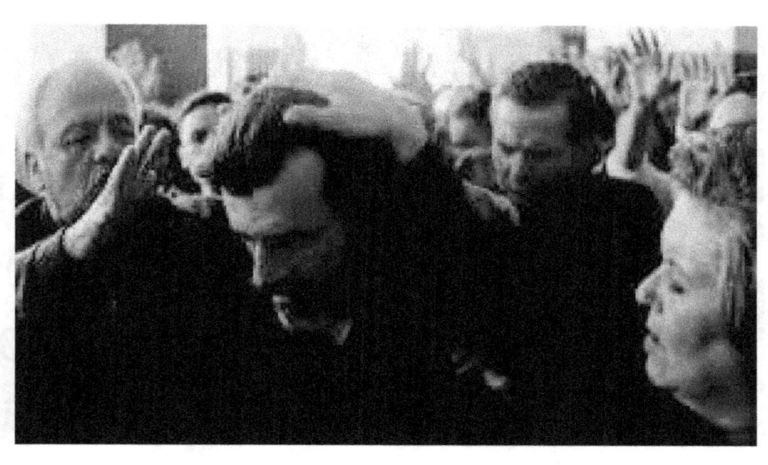

Aquí nos presentan la historia de Pablo, un hombre de 40 años, casado con una mujer y con dos hijos que descubre que es homosexual al enamorarse de Francisco, por lo que decide vivir su verdadera orientación sexual separándose de su mujer. Sin embargo, tanto la familia de Pablo, como su Iglesia y su esposa, ejercerán una presión MUY CABRONA contra él con tal de que sea heterosexual. Acá entre nos, al ver esta película, me hirvió varias veces la sangre al ver muchas injusticias que aquí se denuncian y les ocurren a muchos, muchas y muches día con día y lamentablemente hasta nuestros días sigue siendo una horrible realidad.

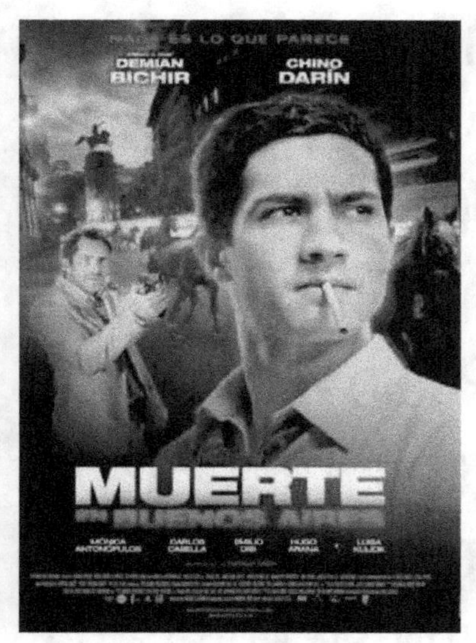

MUERTE EN BUENOS AIRES

Este es un ejemplo de Cine Argentino LGBTTTIQ+ en el género de Acción, donde parte de la intención es salirse un poco de los típicos géneros en los que nos han encasillado, que es el drama familiar, el problema de aceptarse a uno mismo y que lo acepten a uno.

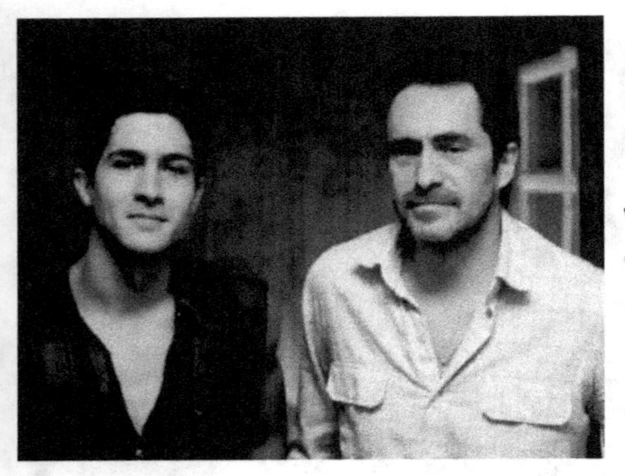

La trama es: Buenos Aires, años ochenta. El inspector Chávez, un hombre de familia y rudo policía, queda a cargo de la investigación de un homicidio en la alta sociedad porteña. En la escena del crimen conoce al agente Gómez, alias El Ganso, un atractivo policía novato que se convierte en su mano derecha y al que usa como señuelo para atrapar al asesino. A medida que avanza la investigación, la sombra de una duda cae sobre su propio círculo íntimo. Sin escapatoria, Chávez deberá elegir en quién confiar su vida.

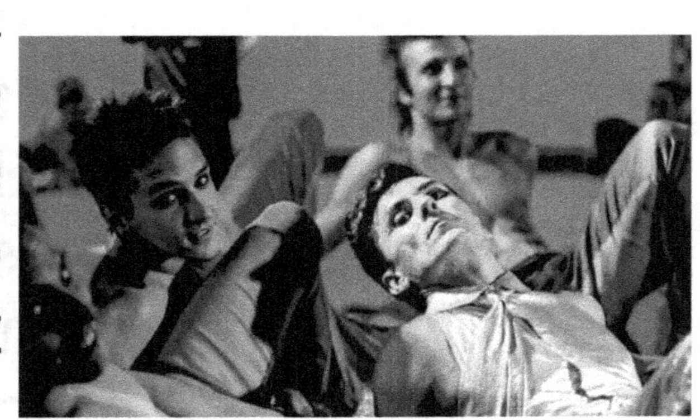

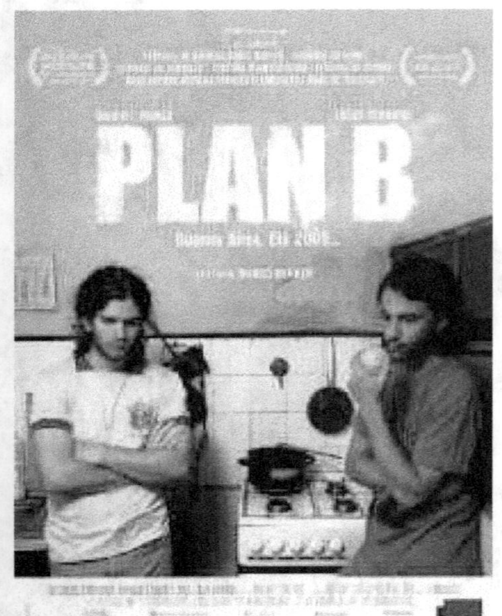

PLAN B

Otra película producida en Argentina, donde Bruno sufre el abandono de su novia Laura . A pesar de que siguen viéndose de vez en cuando, Laura tiene un nuevo novio, Pablo. Bruno está empeñado en recuperarla, así que comienza a idear un plan. En principio, pretende hacerse amigo de Pablo -con el que coincide en el gimnasio- con la idea de erosionar la pareja, quizá presentándole a otra mujer. Gracias a una amiga en común, Bruno se entera de que Pablo tuvo una relación en el pasado con un hombre y que

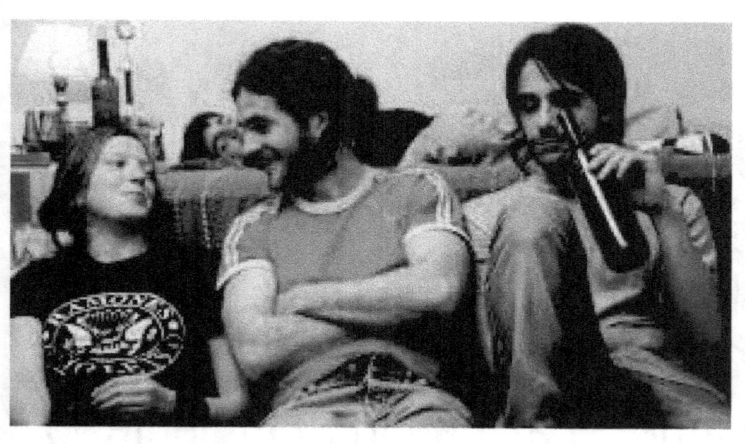

está abierto a estas. Es ahí cuando surge la posibilidad de un plan B: que Bruno seduzca a Pablo para que éste se distancie de Laura. Las cosas se complican cuando Bruno comienza a sentirse cada vez más a gusto con Pablo.

EL TERCERO

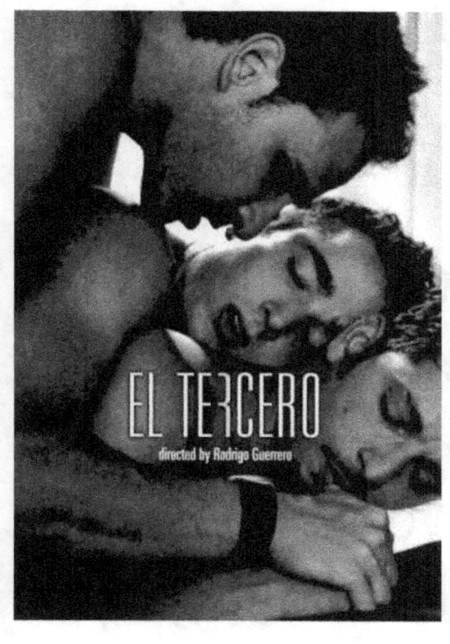

Aquí tenemos una película Argentina que representa una historia vanguardista que es muy común en estos tiempos, ya que como hemos dicho, el amor y las relaciones han cambiado y evolucionado y el modelo de pareja monógama no es la única opción, hay otras alternativas que funcionan, aunque no son para todos.

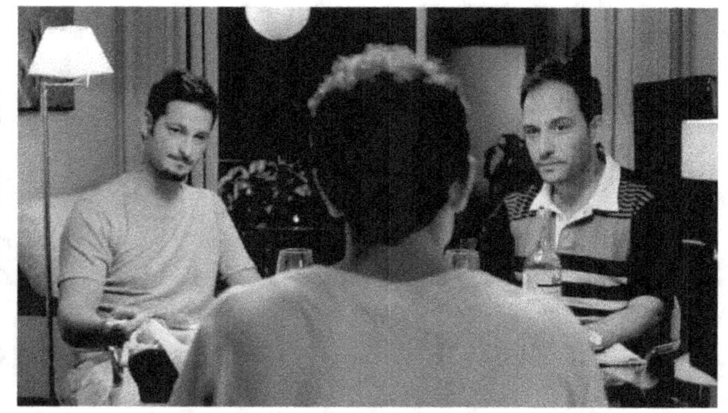

Aquí se nos presenta la alternativa del poliamor, donde nos muestran que es posible estar enamorado de dos personas al mismo tiempo, aunque no es lo que tradicionalmente nos enseñan.

La historia presentada en esta película se basa en que después de

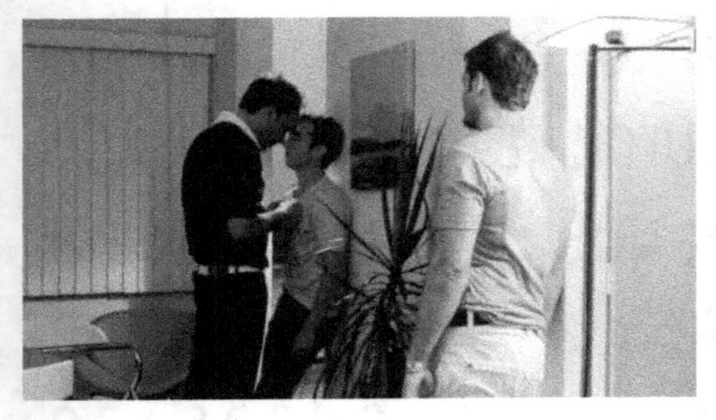

conocerse por chat, Fede un joven de 22 años llega a un edificio céntrico de la ciudad para tener un encuentro íntimo con una pareja gay mayor que él. En el devenir paulatino de esa noche, Fede vive una experiencia intensa y reveladora. La mañana siguiente lo descubre diferente, como si de repente hubiera descubierto una nueva forma posible de amar

CUATRO LUNAS

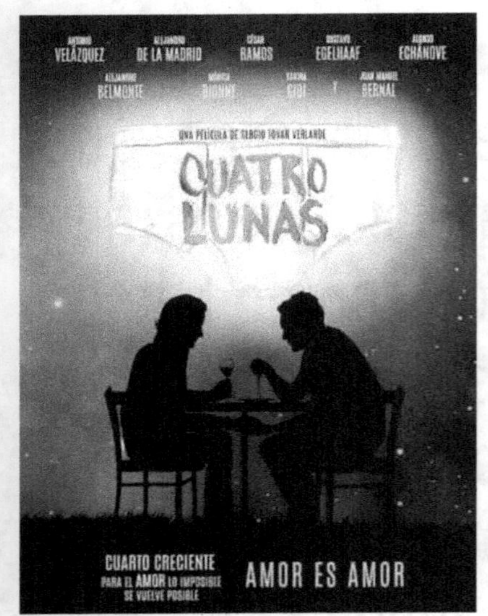

Esta es una película Mexicana con gran calidad como no se hacía desde hace tiempo en Cine LGBTTTIQ+, donde a mi parecer se ha convertido en una de mis favoritas hasta el momento. Me encanta su estilo tan real y que nos hace meternos y comprender a cada uno de los personajes que la protagonizan. Si no la has visto, te la recomiendo.

Esta película no cuenta 1 ni 2, cuenta 4 historias de personas homosexuales, cada una una etapa diferente de sus vidas, a las cuales las representan con una de las cuatro etapas del Ciclo de la Luna.

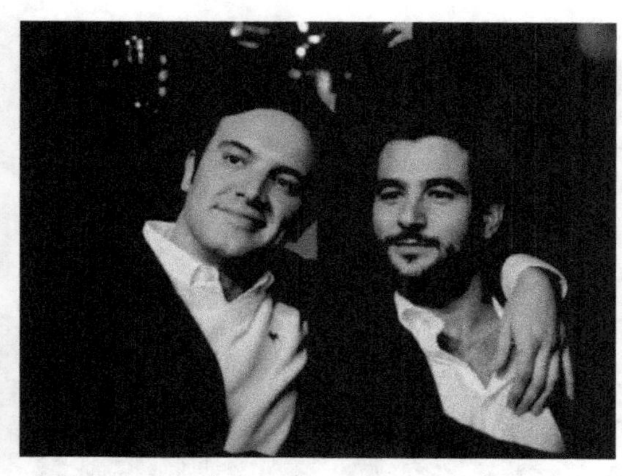

Aquí en esta película nos presentan a una pareja joven que tiene varios años de estar juntos, donde conforme vamos avanzando en la historia nos damos cuenta que en esta pareja hay problemas y en donde tendrán que trabajar mucho ambas partes para rescatar la relación.

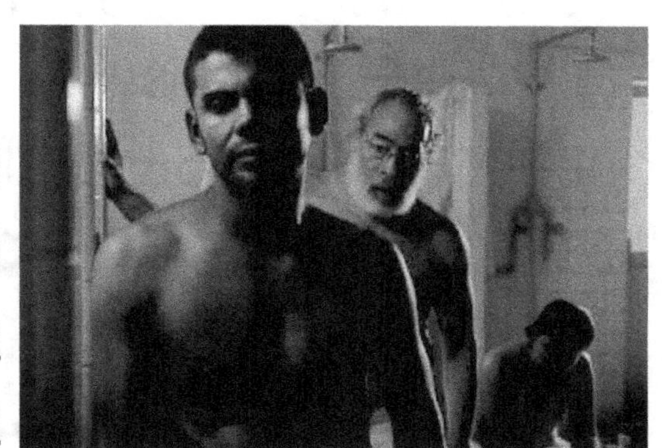

La segunda de estas Historias es la de un Hombre Gay ya de la 3ra. Edad, que posiblemente por las presiones de la sociedad, se casó con una mujer y tuvo a sus hijos, pero sigue siendo gay de closet y en unos Baños de Vapor conoce a un chico muy atractivo que lo cautiva, pero que resulta que cobra por sexo.

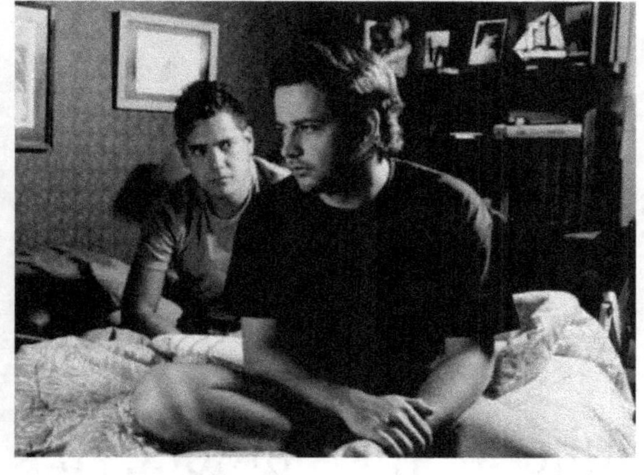

En la tercera historia, vemos a dos chicos que son jóvenes universitarios que descubren para su sorpresa que su cariño y amistad, va creciendo cada vez más hasta convertirse en un enamoramiento puro y sincero. Ambos son vírgenes y no saben cómo hacerle para tener relaciones, por decir algunos de los problemas que atraviesan estos dos enamorados, pero lo que complica la situación es que ambos son de clóset, pero uno de los dos tiene no sólo miedo, sino pánico de que su familia se entere de que es gay, lo que empieza a deteriorar la relación.

La cuarta historia es de un niño de secundaria, que igual que nos pasó a muchos, nos vamos dando cuenta de que no somos como los demás y empieza a tener dudas de su sexualidad así como curiosidades. Seguramente a todos nos recuerda cuando pasamos por allí, cuando no sabes nada de nada y quieres hacer las cosas, pero no sabes como y estás lleno de miedos e inseguridades además de tener que enfrentar el rechazo de la sociedad desde muy joven.

A mi parecer esta película es de las que retrata con bastante exactitud la vida de los hombres homosexuales en diferentes etapas de nuestras vidas. Yo la recomiendo.

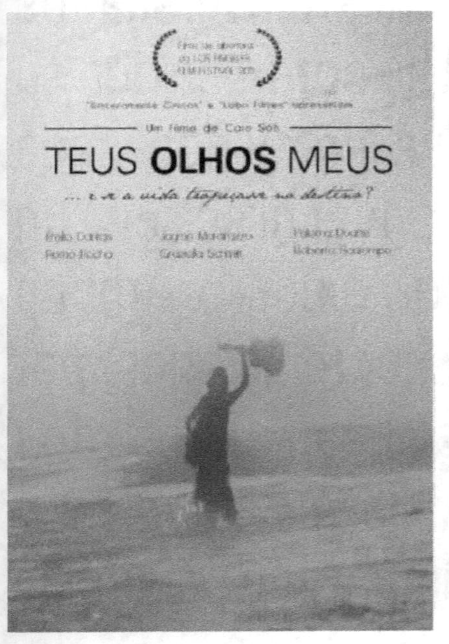

TEUS OLHIOS MEUS
TUS OJOS MÍOS

Brasil es un país que a mi parecer, es bastante complicado, ya que o por un lado puede ser muy vanguardista y por otro lado muy tradicionalista, conservador y represor. Sin embargo, en su Cine LGBTTTIQ+, así

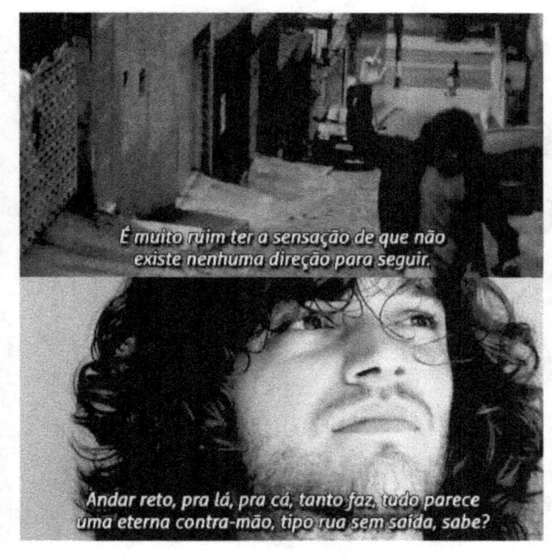

como también en algunas series de televisión nos han sorprendido por su originalidad, su propuesta y también una forma muy auténtica de plasmar la realidad, así como crear personajes auténticos que nos conquistan.

Este es el caso de esta película, Tus ojos míos. Aquí nos cuentan a historia de un joven gay llamado Gil, un chico huérfano de 20 año, que se ha criado con su tíos y

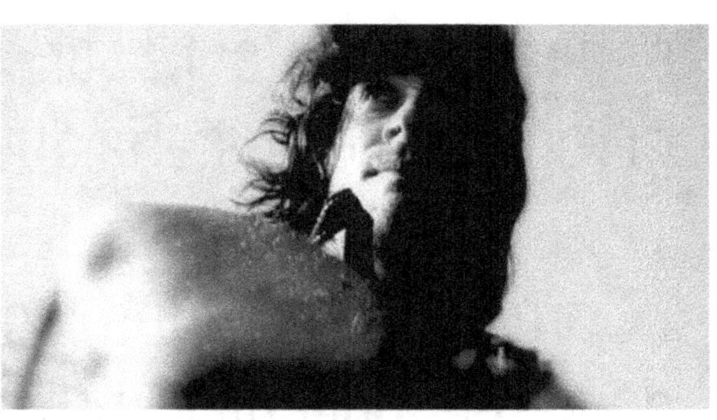

debido al estilo bohemio de vida de Gil, éste se verá obligado a dejar la casa de sus tíos y emprender su propio camino en compañía de su guitarra.

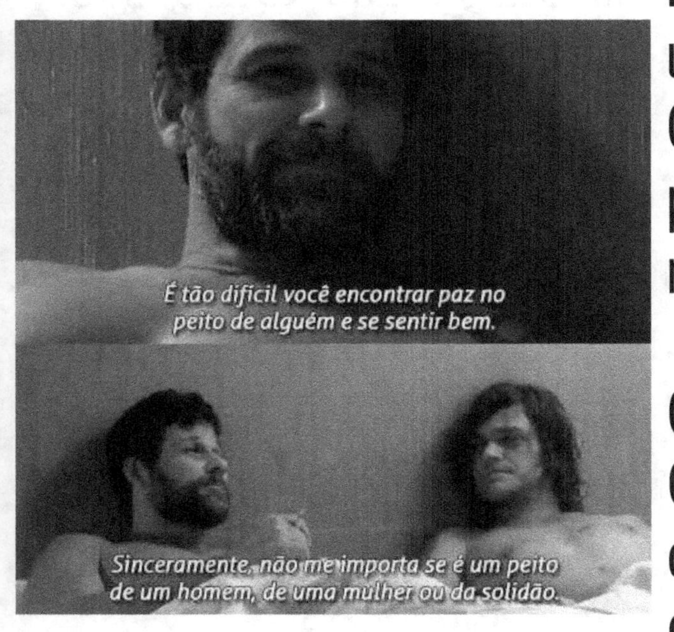

En su trayecto, Gil se encontará con un productor musical llamado Octavio, que cambiará su destino para formar una pareja en el mundo musical.

Octavio, aunque es más mayor de Gil, le aporta la madurez y estabilidad que el joven no tiene, la experiencia del paso de los años.

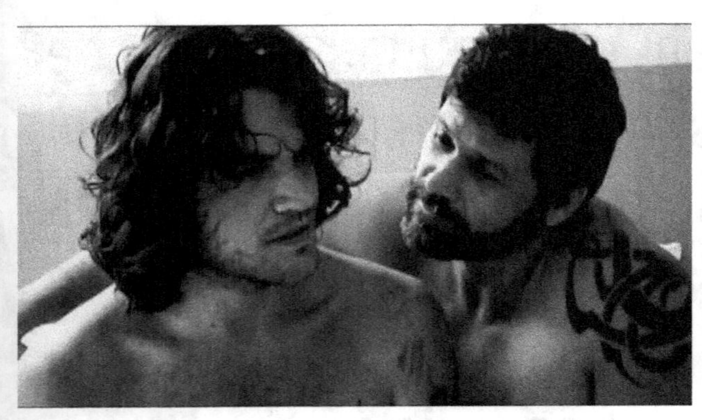

Esta película toca el tema de la diferencia de edad en las parejas y da el mensaje de que la edad no importa cuando hay amor verdadero.

Esta película a mí me encantó y la verdad me dejó con ganas de saber qué va a pasar después con estos personajes, en lo personal, me gustaría que le hicieran una segunda parte.

¿Cómo ven queridos lectores? Aquí les pusimos una probadita de varias películas muy buenas para que puedan aprovechar el tiempo en esta pandemia, además de conocer más caras de la comunidad que seguramente no conocíamos.

¿Alguna otra recomendación? Pues échenme un correito a mundogay.revista@gmail.com , donde saben que todos sus comentarios, críticas sugerencias y testimonios son bienvenidos.

Los quiero mucho, les deseo que tengan un gran año y que pronto pase esta pandemia para que podamos una vez más darnos esos abrazos, donde ahora que uno está aislado, es cuando más extraña a los amigos. Lo bueno es que los tenemos también a ustedes y cada vez que nos escriben nos hacen sentir que todo vale la pena. Les mando un abrazo muy fuerte.

LA CASA DE LEO

CASA DE ENCUENTROS PARA QUE
HOMBRES DISFRUTEN CON HOMBRES

COOPERACIÓN
DE ENTRADA
$ 50.-

COOPERACIÓN
DE ENTRADA
$ 50.-

GUARDARROPA - PATIO AMPLIO
RECÁMARAS - SALAS - REGADERAS

Amado Nervo 610 Esq. con Isaac Garza Col. Centro Monterrey

INFORMES: 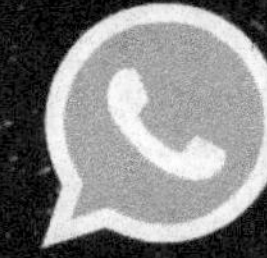 8115321259

SÍGUENOS EN: 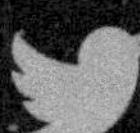 @LaCasadeLeo1

¡YA ESTÁ A LA VENTA!
EL LIBRO GAY MÁS CANDENTE QUE EXISTE
¿Te atreves a leerlo o te da miedo?
HAZLO TUYO HACIENDO CLIC AQUÍ O ESCANEA ESTE CÓDIGO
¿Te gustaría una probadita? Escríbele a Master Krounner Qué tanto lo deseas a:
masterkrounner@gmail.com
amazon.com
RELATOS ERÓTICOS Gay
Master Krounner
Escrito por MASTER KROUNNER
ADVERTENCIA: Libro no apto para mojigatos

SICO
®
Uno no elige el lugar, elige Sico

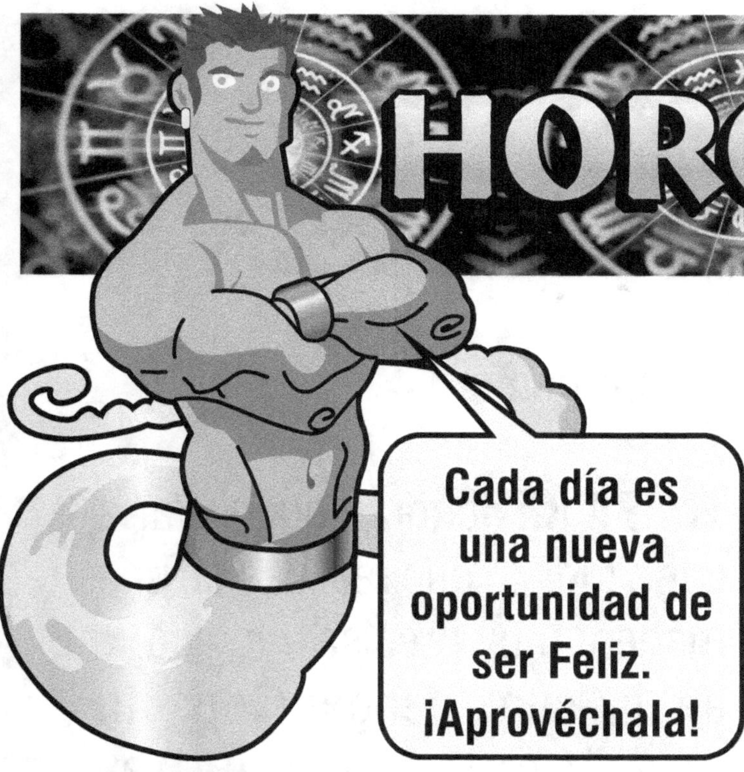

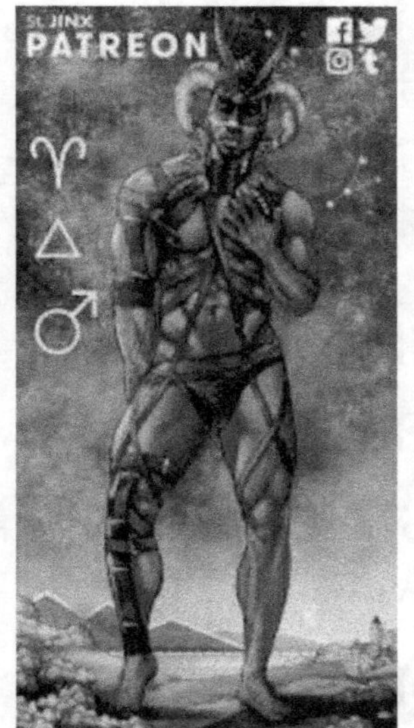

ARIES

Es tiempo de que tus nuevas ideas salgan a flote y de que tus metas planificadas hace tiempo salgan a la luz. También podrás hacer uso de tu gran potencial energético, que te ayudará a renacer de una manera distinta a como creías en un principio. Esto te ayudará a dejar atrás asuntos inconclusos o que ya no tienen cabida en tu vida.

AMOR: Hoy te comportarás de una manera diferente; y en la cual tu gran dinamismo te acercará a los tuyos, y a las amistades de confianza. Así que disfruta del momento.

TRABAJO: Te darás cuenta de que podrás realizar todo de una forma distinta y mucho más activa. Esto te ayudará obtener varias formas de actuación en tu profesión.

CAMBIOS: Será un día especial para dedicártelo los temas financieros y patrimoniales; y además deberás hacerlo con mucha atención, y si es necesario con algún asesor que te ayude.

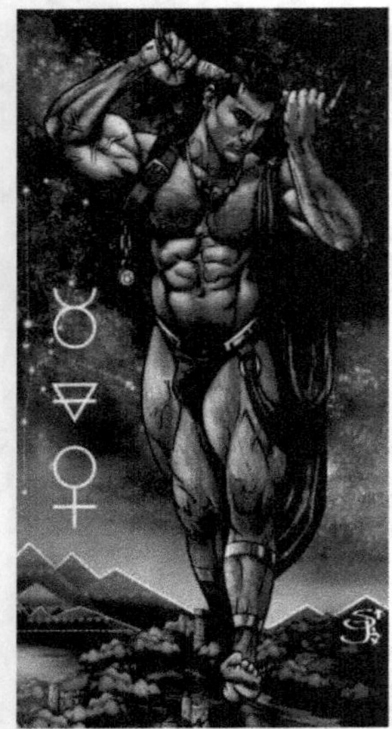

TAURO:

Hoy sentirás mayor optimismo qué otros días y te darás cuenta de qué es tiempo de cosechar todo lo que has sembrado. tus emociones estarán más equilibradas, Y podrás planificar tu futuro con mucho cuidado y con mucha conciencia; ya que lo más importante es no dar pasos en falso, y ceñirte a la realidad de tu vida.

AMOR: Tu afecto saldrá a relucir de una manera más sencilla y directa; lo que te ayudará a subir el ánimo y a sentirte más cerca de todas las personas. Esto te ayudará a recobrar el cariño de mucha gente.

TRABAJO: Tendrás que llevar a cabo todo lo que realices de una manera muy precisa y lógica, y en la cual pongas toda tu conciencia para evitar equivocarte y tener que comenzar de nuevo.

CAMBIOS: Lo más importante en este día será que aprendas a llevar los tratos y los acuerdos con todas las personas; da igual el lugar que ocupen. Lo importante es ponerse en su lugar. Te darás cuenta que esto favorecerá tus relaciones de familia, amistad y amorosas. Lo que se traducirá en una convivencia más sana y armonía a tu alrededor.

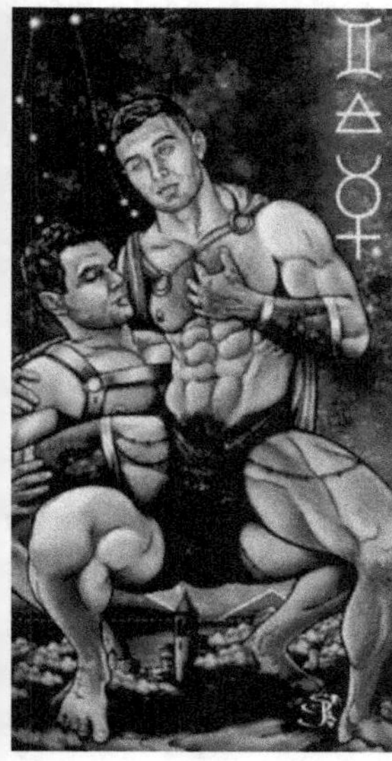

GÉMINIS:

Durante este día podrás desarrollar tu labor de una manera muy atenta y precisa y, además, sentirás que todo llega a tus manos de una manera inmediata; lo que significa que estás con atención y que tienes la consciencia muy despierta. Tus ganas de innovar y de iniciar nuevas acciones, te ayudarán a poder acometer todo de una manera perfecta. Sin embargo, no actúes de forma impulsiva. Puedes confiar en tu instinto, pero también analiza un poco las cosas antes de actuar.

AMOR: Serás una persona bastante efusiva en tus muestras de cariño y esto es muy importante para ti, y especialmente para todas las personas que lo reciben y que se sientes agasajados.

TRABAJO: Será un mes muy dinámico en el que pondrás en marcha muchas acciones. Deberás mantener la calma para que todo salga de la forma en la que tú lo estás imaginando.

CAMBIOS: Es muy importante que promuevas tu bienestar personal. Y para ello deberás ocuparte de que funcione todo a la perfección en tu trabajo Y en las ocupaciones que mantengas. Recuerda que es importante tener armonía.

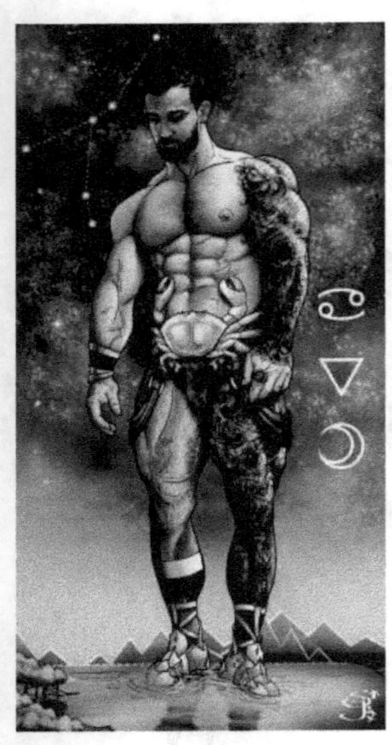

CÁNCER:

Este mes, tu gran energía de generosidad se mostrará más que nunca. Y además sabrás cómo comportarte con cada persona y en cada momento gracias a la intensidad que pones en todo, y a la perspicacia que tendrás. Todo ello te ayudará a ser una persona prudente y muy amistosa. Así que disfrutarán mucho de este día y especialmente de los tuyos.

AMOR: Notarás que podrás demostrar tu afecto de una forma muy grandiosa; y esto te ayudará a que se levante tu ánimo; Lo que redundará como un círculo virtuoso que te dará mucha fortuna.

TRABAJO: En lo relacionado a tu mundo laboral, tú carácter amistoso y la prudencia te ayudarán en todos los proyectos que lleves adelante. De esta manera tendrás el éxito asegurado; y podrás realizar todo con mucha confianza.

CAMBIOS: Hoy lo principal será que logres sentirte a gusto con la vida y con tus momentos de expansión y de tiempo libre. Así que organiza todo de una manera tranquila. Recuerda que para tener una vida plena es importante estar a gusto con uno mismo. Ahí comienza la armonía.

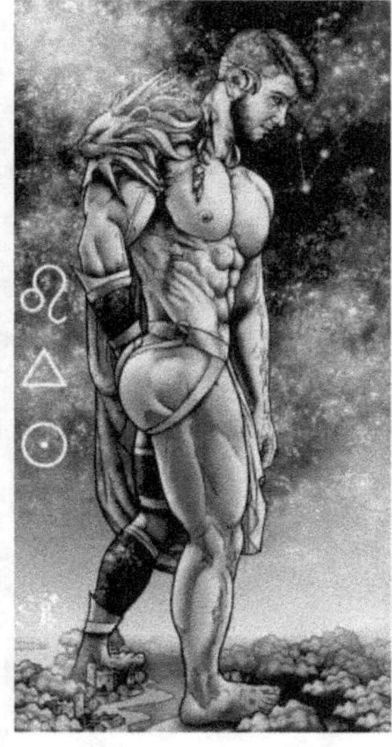

LEO

Hoy, tu gran sexto sentido y la profundidad en tus acciones, te ayudaron a realizar muchos temas pendientes que estaban esperando a que tuvieras unos momentos de paz y de mayor tranquilidad. Es importante que termines todo porque así la semana que viene podrás emplearte a fondo en muchísimas más cosas qué necesitas solucionar.

AMOR: Este mes, en el aspecto sentimental, te sentirás con gran ánimo que te ayudará a manifestar tu gran cariño a las personas queridas. Y esto será muy importante en tu vida y en la de ellos. Así que no escatimes tu afecto. Si las personas sienten afecto de tu parte, es muy probable que te correspondan igual.

TRABAJO: Este mes, vas a tener que emplearte a fondo en ciertos asuntos que están pendientes. Así que aplica todo tu empeño, y te sentirás mucho más eficaz y con gran dicha, por poder dar forma a todo lo que hagas.

CAMBIOS: Hoy necesitas prestar una especial atención a los tuyos y a las personas más cercanas; Ya que necesitas equilibrar y dar estabilidad al ambiente y al entorno en el que todos.

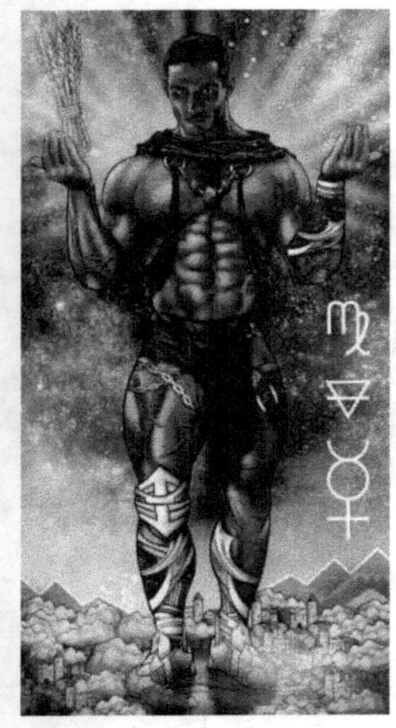

VIRGO

Durante este mes tendrás una visión particular que te permitirá a través de tu apreciación personal y de tu gran intuición, realizar todas las acciones qué necesitas dejar terminadas en estos días. Además, si interiorizas te conocerás en profundidad, y eso te ayudara mucho a conocer nuevas habilidades y actitudes que habían pasado desapercibidas hasta ahora.

AMOR: Con respecto a lo de tu vida amorosa, tú gran intuición será necesaria a la hora de acertar en los sentimientos que debes mostrar con cada persona. Ya que muchas veces los confundes. Intenta sentir con el corazón y manifestar ese sentimiento. Es importante tener claridad para poder distinguir si te aman, o si es sólo una amistad.

TRABAJO: En este mes en el tema del trabajo, necesitas concluir y poner a punto final a algunas acciones para quedarte con mayor tranquilidad. Y así podrás sentirte con mayor seguridad y confianza en el futuro.

CAMBIOS: Es un día para contactar con personas que hace mucho tiempo que no ves. Es importante mantener la comunicación, y saber de ellos.

Porque la unión verdadera, nunca se pierde.

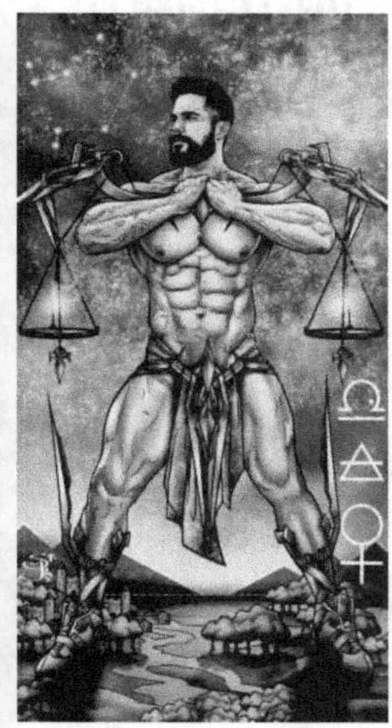

LIBRA

Hoy, sentirás que la vida te colma de bendiciones y de sorpresas inesperadas. Deberás reconocer que la mayoría de ellas proceden de todas las acciones del pasado en las que mostraste cariño y cuidado por otras personas; ahora la vida te devuelve con creces todo lo que has dado. Así que disfruta y relájate todo lo posible.

AMOR: Te sentirás con mucho agradecimiento, por todo lo que te ha dado la vida. Y por eso tu alegría se manifestará de una forma grandiosa, con el cariño que muestres a los demás.

TRABAJO: Este mes podrás trabajar a tu cómodamente. Y por eso te sentirás con la libertad de hacer poco a poco todo. También podrás cambiar de actividad, cuando lo creas necesario. Si todo lo haces con empeño, verás con satisfacción buenos resultados.

CAMBIOS: Como siempre que se empieza un año, será un mes para agilizar ciertos asuntos relacionados con algunas cuestiones económicas y financieras. Es importante que lo dejes todo listo para comenzar desde cero.

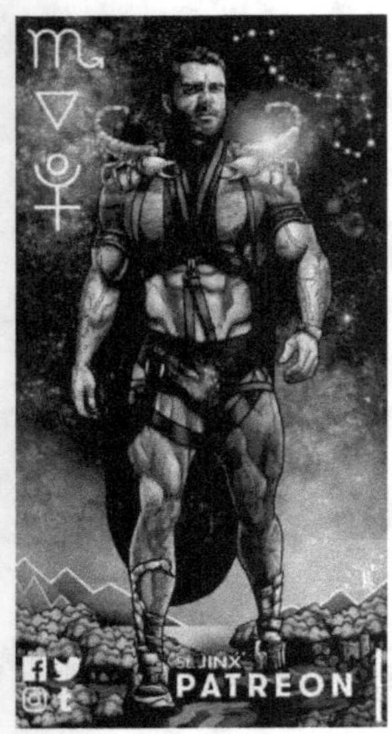

ESCORPIÓN

Atravesarás un mes ideal en el cual podrás combinar tú intelecto e ingenio con tus responsabilidades y tú maravillosa forma de funcionar. Tú brillante imaginación sabrá crear un mundo adaptado a las necesidades propias y a las de los que te rodean. Y con ello conseguirás un ambiente bastante armonioso, y que mantenga una sensación de paz.

AMOR: En estos momentos es necesario que ofrezcas a los demás lo que te gustaría que te dieran a ti. Si lo haces, entonces notarás que todo se regresa, es como si tú lo estuvieras recibiendo. Esto es verdadero amor. Te sorprenderás de cómo cambia la actitud de la gente cuando la tratas con amor.

TRABAJO: Será un mes especial para utilizar tu originalidad y tu gran intelecto. De esa manera será muy agradable llevar a cabo todos los asuntos del día a día. Ten paciencia y calma y todo saldrá bien.

CAMBIOS: Necesitas poner en marcha nuevas acciones que llenen tu vida, y que la hagan más activa y agradable. Porque de esa manera te sentirás más feliz. Así que planifícalo con calma.

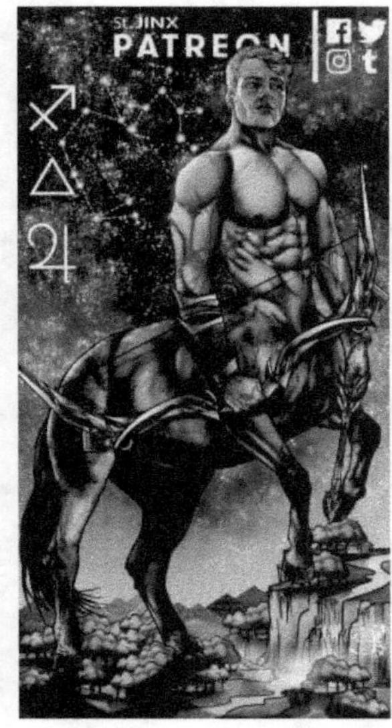

SAGITARIO

Tendrás que dejarte ir por tus emociones y por tu gran intuición, ya que ellos te aseguran que lo que realizas es correcto o no. Para que lleves todo a buen término lo más aconsejable es que tengas calma y serenidad. La fortuna te acompañará en este día en todo lo que tengas que hacer. Será un nuevo año muy productivo y diferente.

Amor: Pondrás en acción tu bondad y tu generosidad de una manera muy brillante. Y notarás que cuando lo haces, es como si recibieras otra dosis de esta, lo que te hará sentir muy feliz.

Trabajo: Estas vez vas a necesitar mucha tranquilidad y buen ánimo para llevar todas tus acciones hasta el final. Y esto significa, que cuando pones todo tu empeño, tus obras dan su fruto, y esto te anima mucho. Así que no abandones los proyectos que tengas. Recuerda que los principios son siempre difíciles pero después se recoge el fruto de lo que se siembra.

CAMBIOS: Será un día interesante para poder relajarte a gusto y disfrutar de actividades que te gustan y con las que te sientes con una mayor tranquilidad y paz. Así que aprovecha y disfruta.

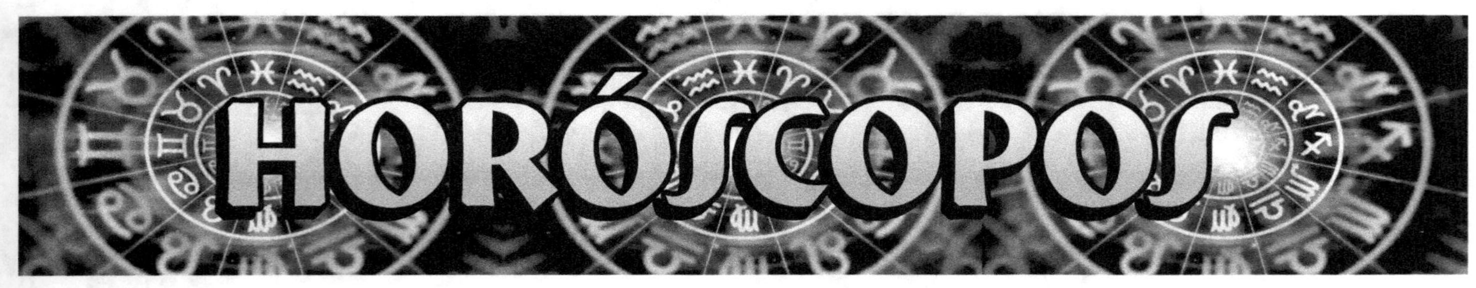

CAPRICORNIO

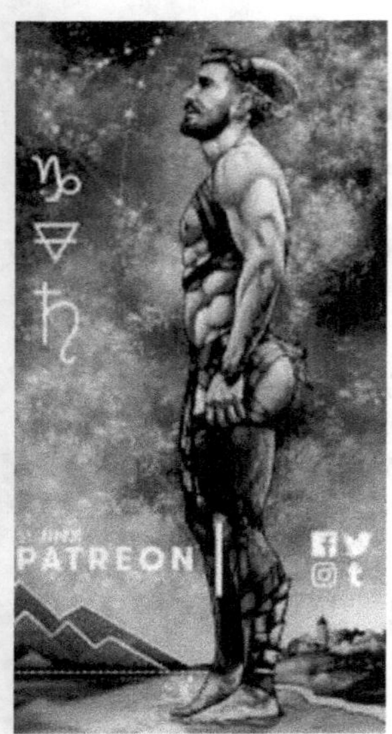

Lo más importante para este nuevo año es tener la suficiente destreza y agilidad mental para evitar agobios y tensiones innecesarias. La vida es algo más que trabajo y bienes. Porque lo que da el cariño y los sentimientos hacia los demás, valen muchísimo más, que los esfuerzos que te cuestan mantener tu nivel de vida. Este año que concluye has batallado bastante, pero tu resistencia y habilidades te han servido para superar las adversidades. Solamente no te obsesiones con el trabajo.

AMOR: Es el momento de aprender a dar tu verdadero cariño. Pero para ello tienes que sentir que no lo debes forzar. Sin embargo, tendrás que mostrarlo con naturalidad para que tu pareja sienta tu amor y cariño.

TRABAJO: Tendrás mayor agilidad para manejar ingenio y tú intelecto de la manera más precisa y benéfica. Cuanto más ayudes a los demás, mejores serán los resultados.

CAMBIOS: Es importante que contactes con amistades de confianza, para organizar planes interesantes y que les gusten a todos. Sentirás que te genera mucha dicha y que entre todos se sientan muy felices.

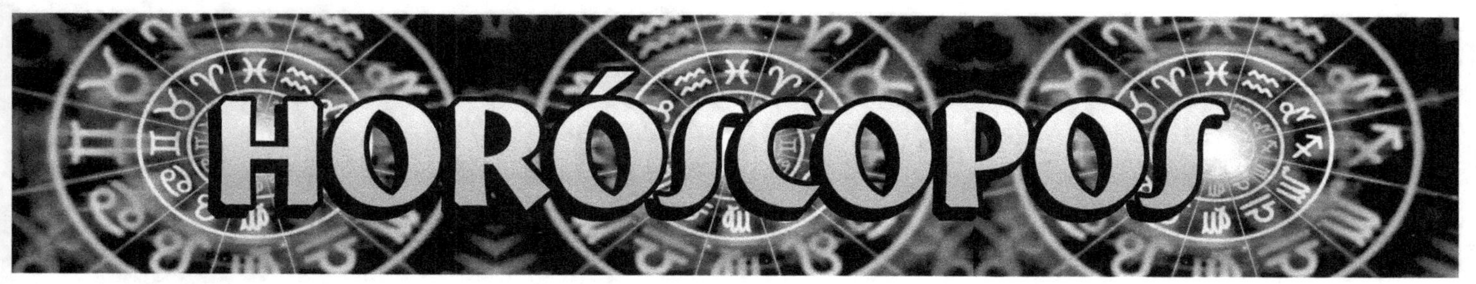

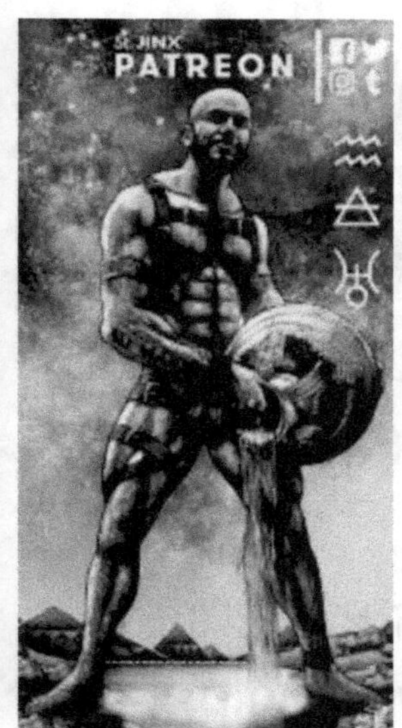

ACUARIO

Estás en un mes en el que pondrás brillar de una manera especial pero siempre teniendo en cuenta qué debes evitar los nervios y las tensiones. Para ello lo mejor es dejarte llevar por tus percepciones y flotar con el ambiente; Y de esa manera será mucho más sencillo que si te obsesionas en que todo salga como tú quieres y en el momento que deseas.

AMOR: Hablando del aspecto sentimental, si aprendes a fluir con el ambiente, notarás que es más sencillo percibir la verdadera realidad. Y al sentir las emociones de los demás, podrás ayudarles mejor, y eso te hará muy feliz tanto a ti como a las personas a tu alrededor.

TRABAJO: Notarás que destacarás ante todos por tu manera de realizar tus actividades. Será prominente tu ingenio y tu rapidez menta. Lo que te ayudará en todo lo que tengas que realizar.

CAMBIOS: Será un mes para que conozcas a otras personas que abran tu pensamiento a nuevas ideas. Y que serán muy efectivas para tu vida, y para algo que necesitas aprender en estos momentos, así que te recomendamos tener la mente abierta y dispuesta a aprender nuevos conocimientos.

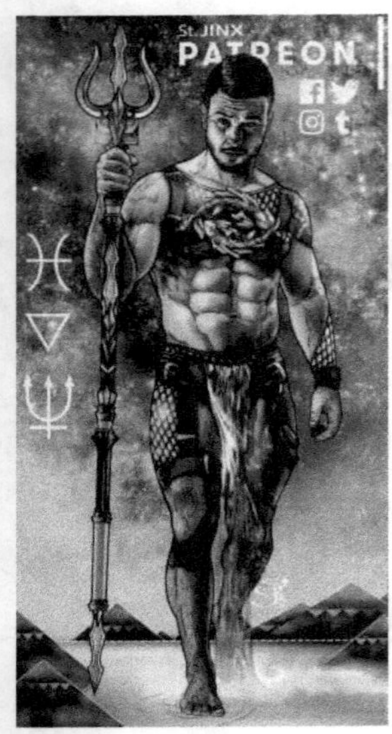

PISCIS

Durante el transcurso de este mes tendrás que decidir en qué dirección vas, porque a veces te desvías del camino y te vas en dirección contraria. Deja que elija tu guía interna y que te dirija de una manera mucho más fluido y tranquila, que si tienes tu mente funcionando las 24 horas del día. Necesitas descansos ya que es preciso que puedas desconectarte bastante en el día de hoy.

AMOR: Mi querido piscis, e comento que en el plano sentimental, ahora deberás sentir solamente con el corazón; ya que sabes que él, es el más fiable, en tu vida. Y por el cuando lo sigues notas que todo sale de una manera más fructífera y beneficiosa.

TRABAJO: En este mes sentirás que necesitas mayor calma y sentir que puedes relajarte y evadirte, en algunos momentos, o todo el tiempo. Así que si lo precisas, pídete un día libre y disfruta de la vida.

CAMBIOS: Podrás preparar un viajecito; al menos en tu mente. Ya que te encanta estar en nuevos lugares, y vivir con mayor relax y con más tranquilidad, la vida. Así que disfruta e intenta organizarlo. Pero recuerda tener las precauciones necesarias.

"¡Hazte un favor y Sé Feliz!"

Con mucho, con poco, con todo, con nada, solo o acompañado

¡PERO SÉ FELIZ!